内镜医生也应该了解的
上消化道肿瘤病理诊断要点

日本《胃与肠》编委会　编著

《胃与肠》翻译委员会　译

北方联合出版传媒（集团）股份有限公司

辽宁科学技术出版社

Authorized translation from the Japanese Journal, entitled
胃と腸　第55巻 第4号
内視鏡医も知っておくべき病理診断リファレンス―上部消化管腫瘍
ISSN：0536-2180
編集：「胃と腸」編集委員会
協力：早期胃癌研究会
Published by Igaku-Shoin LTD., Tokyo Copyright © 2020

Simplified Chinese Characters published by Liaoning Science and Technology Publishing House, Copyright © 2024.

© 2024，辽宁科学技术出版社。
著作权合同登记号：第06-2021-225号。

图书在版编目（CIP）数据

内镜医生也应该了解的上消化道肿瘤病理诊断要点/日本《胃与肠》编委会编著；《胃与肠》翻译委员会译. —沈阳：辽宁科学技术出版社，2024.8
　　ISBN 978-7-5591-3480-6

　　Ⅰ.①内… Ⅱ.①日… ②胃… Ⅲ.①消化系肿瘤—病理学—诊断　Ⅳ.① R735.02

　　中国国家版本馆CIP数据核字（2024）第053892号

出版发行：辽宁科学技术出版社
　　　　　（地址：沈阳市和平区十一纬路25号　邮编：110003）
印　刷　者：辽宁新华印务有限公司
经　销　者：各地新华书店
幅面尺寸：182 mm×257 mm
印　　张：6.5
字　　数：130千字
出版时间：2024年8月第1版
印刷时间：2024年8月第1次印刷
责任编辑：卢山秀
封面设计：袁　舒
版式设计：袁　舒
责任校对：闻　洋

书　　号：ISBN 978-7-5591-3480-6
定　　价：128.00元

编辑电话：024-23284367
E-mail：lkbjlsx@163.com　　《胃与肠》官方微信：15640547725

目　录

消化系统诊断中的点和面

松本 主之[1]

关键词　内镜诊断　病理诊断　上消化系统肿瘤

[1] 岩手医科大学医学部内科学講座消化器内科消化管分野
〒 028-3694 岩手県紫波郡矢巾町医大通 1 丁目 1-1
E-mail : tmatsumo@iwate-med.ac.jp

在消化系统疾病的领域，与人工智能（AI）技术导入的相关研究在不断发展。特别是内镜诊断方面，通过 AI 技术对肿瘤性病变的检测和性质诊断、小肠疾病的诊断、炎症性肠病的严重程度诊断等，使用智能诊断的方法层出不穷。其中，使用超放大内镜对大肠上皮性肿瘤进行的 AI 诊断被包含在保险范围内，并列入药价目录中，预计今后还将继续进行改善。该系统是 20 世纪 80 年代开始大力将内镜应用于临床的日本内镜医生和积累了组织诊断经验的病理医生共同研究的成果，可以说是 AI 技术在消化系统内镜领域应用的成功案例。

进入 21 世纪，消化系统内镜设备的开发取得了显著的进步。搭载图像增强功能的机器成为标准，显示出比普通光观察和色素内镜观察更清晰的病变。而且，通过使用放大观察，还可以清晰地观察黏膜的表面结构和表层的血管结构。然后，通过将这些信息高效编入程序，构建更准确的 AI 诊断体系。

内镜下活检被认为是鉴别肿瘤与非肿瘤、判定良性与恶性、或者诊断组织学类型和分化程度时所必需的检查方法。并且，它也是诊断肿瘤性病变范围极其有力的工具，通过改进活检组织取材部位和方法，可能有助于对黏膜下层浸润的诊断。但是，日常诊疗中的活检诊断最大的弱点是只能停留在采集部位的"点"的

诊断上。另外，近年来以活检组织为对象，以特定分子标记为目标的免疫染色和基因分析，还有使用全基因组进行基因组医学的分析可能有助于治疗选择。

那么，如果建立了完善的 AI 上消化道内镜诊断方法，是否不需要活检？如果回答没有必要，则前提是内镜诊断和病理诊断百分百一致。与此相对，认为有必要的立场是以内镜诊断和病理诊断相背离为前提的。以胃癌 X 线检查和胃镜为起点的胃肠道形态学诊断的最终目标是建立一种最大限度地减少与病理诊断产生偏差的方法。虽然随着内镜设备分辨率的提高和图像增强技术的进步，分歧越来越小，但目前的情况是，还没有建立完善的使用内镜的临床诊断方法。因此，可以认为在消化系统的肿瘤诊断上活检是必要的。

活检诊断是"点"的诊断，而临床上要求生物体内的"面"的诊断。特别是在上消化道，解剖学特征完全不同的食管、胃和十二指肠中，"面"的诊断思路有很大的不同。此外，在日本，随着胃酸和幽门螺杆菌（*H. pylori*）感染等环境因素的改变，肿瘤性病变的趋势也在发生很大的变化，而且今后内镜设备的改进和新技术的引进也会不断发展。也就是说，预计未来我们诊断为上消化道肿瘤的目标疾病及其诊断方法将会发生变化。

在病理诊断领域，免疫组织化学染色等对表型表达的评价得到普遍使用，通过将其与临床病理学特征进行对比，也有新的分类法被报告出来。这些研究成果可以说是对切除的标本花费足够的时间作为"面"进行研究的结果。其中，具有代表性的例子是胃癌，低异型性分化型腺癌从以黏液表型为中心的免疫组织学特征出发，大致分为胃型腺癌和肠型腺癌。其中，胃型腺癌作为发生在 *H. pylori* 非感染黏膜上的癌的概念和分类被确立。另外，胃癌中的表型表达的想法也适用于十二指肠非乳头上皮性肿瘤。也就是说，已经表明十二指肠也有幽门腺型腺瘤和胃腺型肿瘤，这些胃底腺型肿瘤多发生在十二指肠球部，异型性很高。

2020 年，发布了 WHO 消化系统病理诊断标准的修订版。为了理解上消化道肿瘤的活检诊断，在理解这个修订版的基础上，熟悉病理组织学诊断的基础及新知识是很重要的。这样可以使读者对作为"点"的活检诊断理解加深，对作为"面"的临床诊断能力提高。另外，这些知识也有助于理解图像增强内镜等的图像所见。而且，在治疗选择和切除后管理等方面，患者也将受益良多。综上所述，本书对上消化道肿瘤应了解的病理诊断要点进行了简明扼要的总结。希望作为日常诊疗中的参考加以重用。

在上消化道肿瘤图像诊断中，临床医生对病理医生的要求

小田 丈二[1]

入口 阳介

水谷 胜

富野 泰弘

山里 哲郎

依光 展和

园田 隆贺

大岛 奈奈

岸 大辅

清水 孝悦

桥本 真纪子

中河原 亚希子

山村 彰彦[2]

细井 董三[1]

摘要●临床医生在积极诊断消化系统病变时，在比较常见的病变中，临床诊断的差异较小，以明确诊断为目的进行活检的情况几乎都是如此。但是，在不容易确诊病变时，也会经历很多不得不委托活检诊断的情况。此时，不仅要向病理医生提供必要的信息，采集合适的活检样本，还需要与病理医生进行充分的讨论，以帮助明确诊断。在与病理医生建立良好的信赖关系的同时进行诊断是很重要的。

关键词　上消化道肿瘤　消化系统临床病理诊断　形态学诊断　活检诊断

[1] 東京都がん検診センター消化器内科　〒183-0042 東京都府中市武蔵台 2 丁目 9-2　E-mail：johjioda@gmail.com
[2] 同　検査科

前言

在消化系统病变的临床影像学诊断中，形态学诊断是最重要的诊断依据。从 X 线造影所见和内镜所见得到的信息中观察病变的形态（立体形状），不仅考虑实际看到的表面性状，还考虑其内部构造是怎样的，最终在类推病理组织学构造的同时推测其病变的组织学构造（立体构造）。具体来说，形态学诊断就是将切除标本的宏观表现与临床影像学表现进行比较，根据临床影像学进行检查并验证切除标本的肉眼表现是基于什么样的病理组织学结构的一种方法。

日本的形态学诊断起源于前辈们在 1960 年发起的"初期胃癌研究组"（似乎一开始是一个专注于胃癌的研究组），在 1964 年，明确为"早期胃癌研究组"，成为迄今为止形态学诊断的基石。而且，1966 年创刊的这个《胃与肠》杂志也起到了很大的作用。不言而喻，这个形态学诊断对食管病变和大肠病变诊断的发展也产生了很大的影响。

这次，以"在上消化道肿瘤图像诊断中，临床医生对病理医生的要求"为主题进行论述，在上述形态学诊断的进步中，通过反复进行切除标本和临床影像的对比，努力提高其精确度。1968 年通过光导式纤维镜进行活检的手法被确立之后，甚至对没有切除标本的良性疾病，类推病理组织学的结构，作为前瞻性诊断学被广

泛认知的背景也是不可或缺的。

形态学诊断中临床医生和病理医生的理想关系

形态学诊断顾名思义就是用"形"来进行诊断，在其性质上，有很多以临床形态为基础的分类。特别是肿瘤，尤其是恶性肿瘤，从开始就有形态上的分类。在日本，食管癌和胃癌都有以常见形态为基础的肉眼型分类。呈现这种形态的病变，如果是表浅型，大致是表浅癌、早期癌，如果是进展期癌形态的话，大致是晚期癌。对于上述常见的肉眼形态的病变，临床诊断以及活检部位和病理诊断不会产生很大的差异，通常认为为了诊断而进行活检的情况比较多，但如果是不常见形态的病变，临床诊断就会产生差异，不得不依赖活检病理组织学诊断。在病理诊断有差异的病变中，诊断会变得更加困难。因此，必须尽量降低临床诊断的差异，临床医生应为病理医生提供合适的活检样本，病理医生则用小样本进行判断。因为不太清楚，就盲目地进行活检，把诊断结果交给病理医生的办法，应该重新考虑一下。

临床医生在进行前瞻性诊断时，是从临床图像中推断病变的构造和组织结构来进行诊断的，首先是从注意到"异常"开始的。作为判断异常的方法，可以参考与周围被认为是正常部分的表面性质的比较，以及边界的有无，如果是内镜图像，注意色调变化等。通过 X 线图像可以从附着在表面的钡剂观察表面的状态，如果是可以压迫的部位，通过压迫来进一步掌握立体形状是很重要的。内镜图像除了 X 线图像之外，还具有可以捕捉色调的优点。并且，随着活检技术的确立，色素内镜、超声内镜（endoscopic ultrasonography，EUS）以及放大内镜、特殊光观察和超放大内镜的出现，使诊断学得到了进一步的进化。但是，通过内镜图像和 X 线图像只能看到病变的最表面，与病理诊断中的断面像所看到的维度不同。EUS 在描绘出消化道壁的断层进行诊断这一意义上接近

于病理组织断面，这也是通过 EUS 所见和病理组织学所见与切除标本的反复比较，努力提高诊断精度的结果。如果能够将病理组织学图像从平面的二维剖面图转变为立体的三维图像，甚至能够制作与 X 线图像、内镜图像、放大内镜图像进行对比的最表面的组织标本，则意义重大。

在色素内镜中观察，对周围不规则和图案不同的部分进行识别并判断区域性，而在放大内镜中，则更精细地观察表面状况，通过观察血管形态和表面构造来识别与周围不同的区域，作为活检诊断（包括内镜治疗时的切除范围）的线索。

作为临床医生在积极诊断时无法诊断的观察结果如下：

· 黏膜下肿瘤（submucosal tumor，SMT）（样）病变

· 边界不清晰的病变（包括 *H.pylori* 根除后以及胃型肿瘤和胃底腺型肿瘤等）

· 具有与通常看到的形态不同的病变（包括第一次看到的病变）

· 活检部位复杂的病变

· 溃疡性病变周围难以识别黏膜异常的病变（有时会对活检采集部位感到烦恼）等

很多情况下，诊断都取决于活检结果。这时，应以采集适当的活检材料为前提。

申请活检时告知病理医生需要注意的地方：

· 患者的信息（必要时还应附上现病历、家族史、既往史等）

· 病变的部位（包括器官）、大小、形态、色调等

· 病变活检部位（背景黏膜状态：视野、*H.pylori* 未感染、萎缩状态、根除后、A 型胃炎、斑驳未染色，包括 Barrett 食管等）

· 活检的目的

· 可能的临床和鉴别诊断（为什么这么想）

不仅仅是将这些信息单方面地传达给病理医生，也包括所看到的临床图像。临床医生和病理医生的密切合作非常重要。以前经常听到

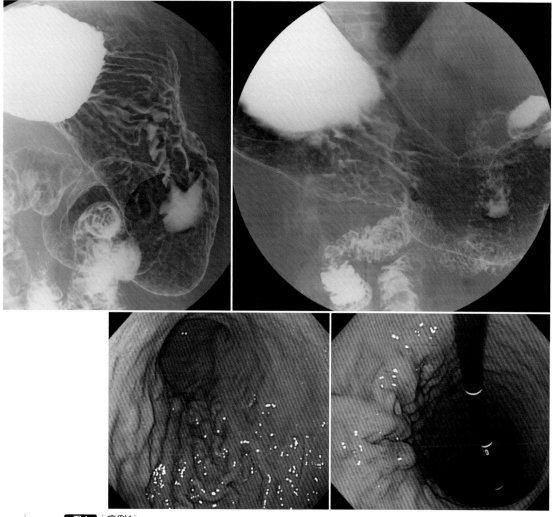

a	b
c	d

图1 ［病例1］
a 检查发现时X线造影图像（第一斜位像）。观察到皱襞伸展不良和胃壁伸展不良。
b 检查发现时X线造影图像（俯卧位前视图）。观察到皱襞伸展不良和胃壁伸展不良。
c 普通内镜图像（向下看）。观察到皱襞之间的伸展不良。
d 普通内镜图像（倒置观察）。同样观察到皱襞之间的伸展不良。

"好的病理医生是由临床医生培养出来的，好的临床医生是由病理医生培养出来的"这句话，因为我们经常遇到这样的病例，正因为有了良好的关系和密切的交流才能解决问题。由于有经验的病理医生给予正确的建议，作为临床医生提高了水平，相反，也应该竭尽全力培养年轻的病理医生。"如果这位医生是这样判断的，那就不会错"，我们需要建立这样的信赖关系。

下面，用实际的病例对临床医生和病理医生所要求的事情进行叙述。

病例

［病例1］ 70多岁，男性。4型（硬质型）胃X线检查发现病例。

在X线造影检查中（**图1a、b**）显示，胃部的伸展不良及皱襞间的伸展不良，怀疑是硬化性胃癌。施行内镜检查（**图1c、d**），皱襞间3处活检，均为阴性。精密X线造影检查（**图1e、f**）也同样发现胃部伸展不良及皱襞间伸展不良，诊断为硬化性/弥漫浸润性胃癌，再

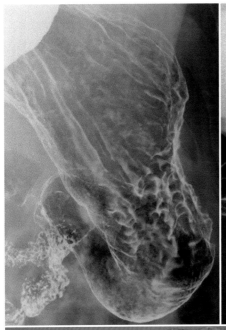
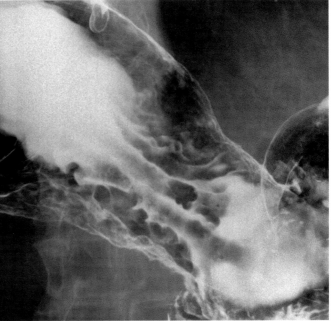
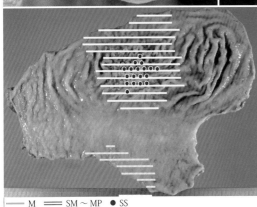

图1 ［病例1］

e 精密X线造影图像（强第一斜位像）。确认皱襞间的伸
展不良及胃壁的伸展不良。
f 精密X线造影图像（俯卧位正面像）。确认皱襞间的伸展
不良及胃壁的伸展不良。
g 映射图像。
h 原发病灶的HE染色（g的蓝线）。
i 原发病变的黏膜内病变（h中的蓝框）。表面上皮保留。

M ━━━ SM～MP ● SS

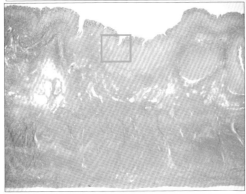
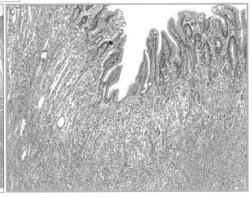

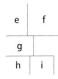

次实施内镜检查。进行了11次活检，只有一处
被诊断为癌，施行了胃全切除术。

映射图像见**图1g**，病理组织学图像见**图
1h、i**。由于原发灶的黏膜内病变很小，且表面

上皮也保留，因此可以找到适合活检的部位。
这是一个临床上很难掌握适合活检部位的病
例。由于临床上强烈怀疑是癌，所以根据反复
活检的结果进行诊断，最终诊断为低分化型腺

癌，MU，Gre-Ant-Post，pType 4，pT3（SS），140 mm×125 mm，por2≫por1，Ly3，V1，pN1。

在这种情况下，当临床医生高度怀疑是癌时，即使活检呈阴性，也希望病理医生敦促临床医生再次进行活检。单纯依赖活检，如果活检诊断结果不确定是癌，也有可能进行随访，所以不仅要依靠内镜检查，还可以结合其他检查或与病理医生一起查看图像并讨论，病理医生也需要临床知识。另外，临床医生应该经常抱着最坏的诊断（恶性肿瘤）进行检查。

[病例2] 70多岁，男性。SMT形态的胃低分化型腺癌。

胃X线检查（图2a、b）显示胃体前壁弯曲侧有SMT样隆起性病变。内镜检查（图2c、d）显示SMT样隆起性病变，呈驼峰状，此时活检结果为阴性。此后，即使经过普通内镜检查，大小也没有变化，并且未通过活检收集肿瘤组织，因此对该患者进行了14年的随访。发现后14年的X线对比检查（图2e、f）显示SMT样隆起性病变，在胃体前壁弯曲侧的顶点有轻微阴影点。内镜检查（图2g、h）显示，除了中心部的小糜烂外，未见明显变化。NBI（窄带成像技术，图2i）未发现明显的疑似上皮性肿瘤病变的异常症状。EUS（图2j）发现病变主要位于黏膜下层，内部结构较为均匀。将活检钳从糜烂部位向内推，努力收集内部组织，才诊断为低分化型腺癌，并进行了胃节段切除术。

新鲜切除的标本如图2k所示，放大内镜图像如图2l、m所示。在切除的标本上，未观察到明显的上皮性肿瘤暴露或糜烂形成。病理组织学为，表层被上皮覆盖的SMT样病变（图2n），黏膜下层可见低分化型腺癌伴间质淋巴组织增生（图2o）。最终诊断为胃淋巴上皮样癌，M，Gre-Ant，pType 0-Ⅰ，pT1b2（SM2），9200 μm，20 mm×18 mm×7 mm，INFA，Ly0，V0，pN0。

仅凭表层信息很难诊断该病例是上皮性肿瘤。

[病例3] 80多岁，女性。伴有溃疡的胃低分化型腺癌。

X线造影检查（图3a）发现，在胃角部后壁上有明显轮廓的环堤状隆起和边缘明显形成溃疡的病变，受压时（图3b），发现部分结节状隆起。内镜检查（图3c～f）发现胃角部后壁有明显的溃疡性病变，内部有结节。在NBI放大观察（图3g、h）中发现，溃疡周围没有明显的黏膜内病变，活检显示是低分化型腺癌，施行了幽门侧胃切除术。

切除的标本如图3i所示，蓝线中的显微镜下图像如图3j所示。最终诊断为低分化型腺癌，L，Post，pType 0-Ⅲ（2），pT2（MP），46 mm×24 mm，INFA，Ly2，V1，pN1。

本病例虽然可以通过溃疡部位的活检进行诊断，但属于临床鉴别不明确的病例，因此需要进一步诊断，并考虑为此目的而选择必要的活检部位。如果活检不成功，病理医生应积极建议如何进行下一次活检，例如部位和数量。

[病例4] 60多岁，男性。SMT形态的食管鳞状细胞癌。

X线造影检查（图4a、b）发现，胸中段食管（Mt）有两个肿块状的SMT样隆起性病变，顶部没有糜烂，隆起周围没有明显的上皮内伸展等现象。内镜检查（图4c、d）显示同样是SMT样隆起性病变，没有碘不着色（图4e），NBI（图4f）未发现鳞状细胞癌。经活检诊断为低分化型鳞状细胞癌，施行胸腔镜辅助下食管切除术。

发现上皮下浸润型低分化型鳞状细胞癌并伴有间质淋巴组织增生（图4g）。最终诊断为具有间质淋巴组织的低分化型鳞状细胞癌，0-Ⅰs（+Ⅱc），12 mm×9 mm，pT1b-SM3，ly0，v0，pN2（4/58）。

日本的食管恶性肿瘤多为鳞状细胞癌，其形态学诊断分型有肉眼分型和临床放大内镜分型。一般的鳞状细胞癌在临床上由于肿瘤暴露在可见部分的情况较多，所以诊断本身是没有问题的，但是像SMT一样生长在特殊类型肿瘤中的早期病灶，诊断往往很困难。本病例为低分化型

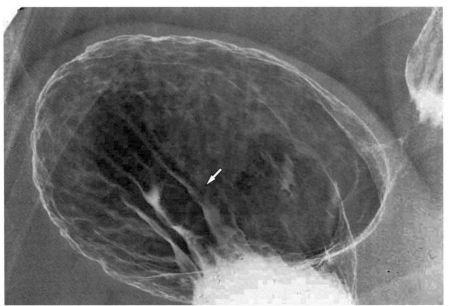

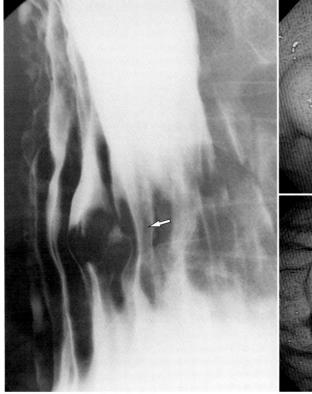

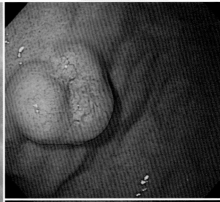

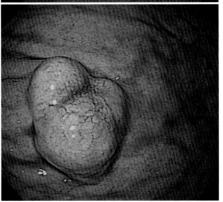

图2 ［病例2］

a ────────

b ──── c
　　　 d

a 检查发现时X线造影图像（俯卧位双重造影图像）。认定为SMT样隆起性病变（黄箭头）。

b 俯卧位压缩图像。在顶部伴有小阴影斑的SMT样隆起性病变（黄箭头）。

c 通常是内镜发现多结节状的SMT样隆起性病变。

d 靛胭脂色素图像。

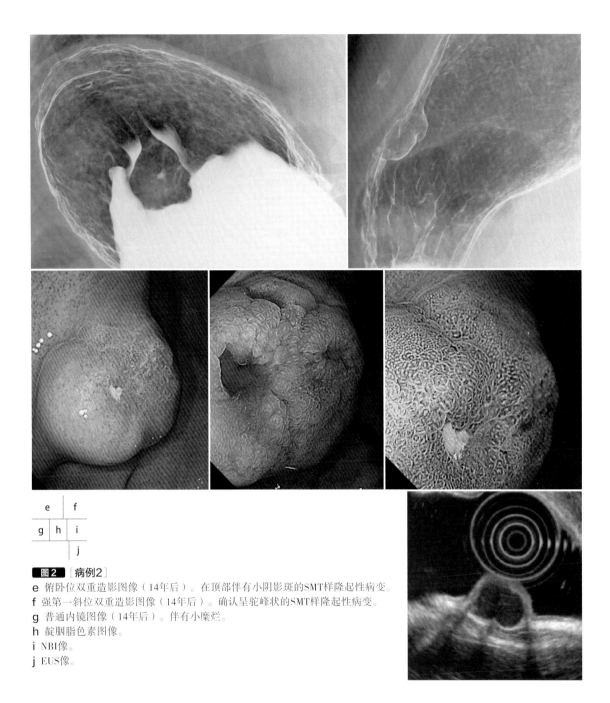

图2 [病例2]
e 俯卧位双重造影图像（14年后）。在顶部伴有小阴影斑的SMT样隆起性病变。
f 强第一斜位双重造影图像（14年后）。确认呈驼峰状的SMT样隆起性病变。
g 普通内镜图像（14年后）。伴有小糜烂。
h 靛胭脂色素图像。
i NBI像。
j EUS像。

鳞状细胞癌伴淋巴样间质，需要注意的是，有些病变即使呈 SMT 样也不一定是特殊类型。

结语

　　对于上消化系统病变，包括临床医生对病理医生提出的要求在内，请允许我陈述一些自己的看法：在进行诊断的过程中，临床医生有必要尽可能考虑减少诊断的偏差，同时制定检查方法。病理医生之间的诊断差异仍有许多需要解决的问题，尤其是十二指肠上皮性肿瘤病变。另外，在低异型度病变和胃型等低异型度但生物学恶性度可能较高的病变等病理诊断

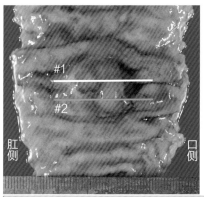

#1

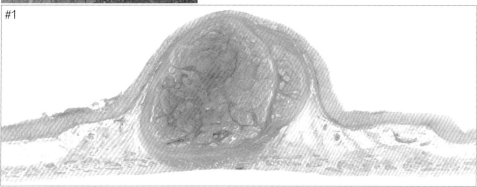

#2

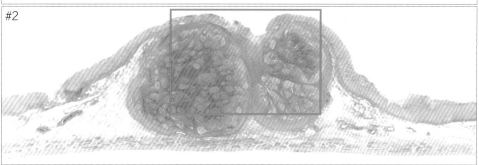

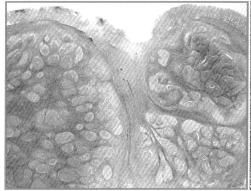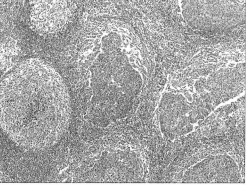

| k | |
| 图2 [病例2] |
l	k 新鲜切除的标本。
m	l 显微镜图像（k的切片#1）。
	m 显微镜图像（k的切片#2）。
n	o	n m的低倍放大图像（绿框部分）。
		o m的高倍放大图像（k的切片#2）。

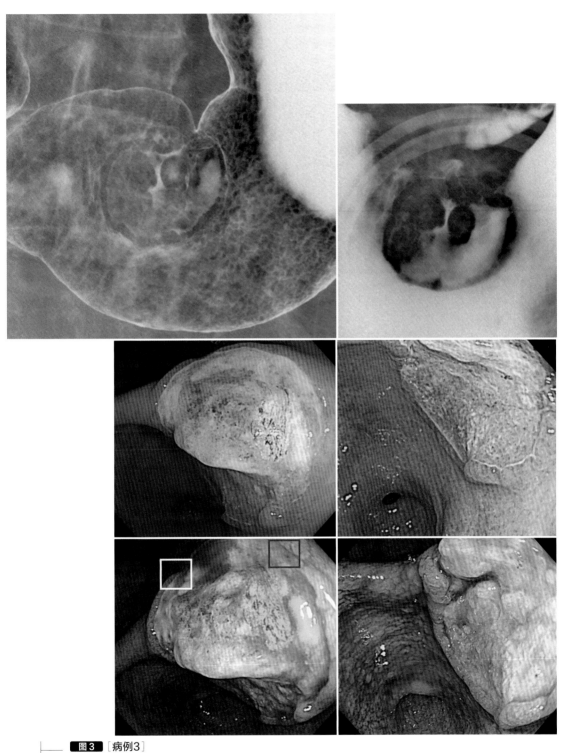

图3 ［病例3］

a	b
c	d
e	f

a X线造影图像。胃角部后壁伴有环堤状隆起，且边缘有明显的溃疡性病变。
b X线造影图像。压迫可使病变内部凹凸不平。
c 白光内镜图像。
d 白光内镜图像。
e 靛胭脂色素图像。
f 靛胭脂色素图像。

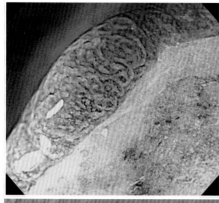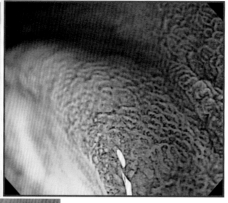

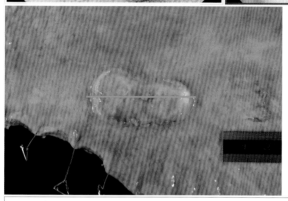

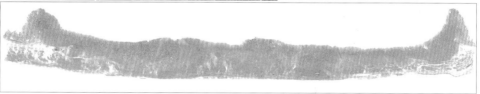

图3 ［病例3］

g e黄色部分NBI放大图像。

h e红色部分NBI放大图像。

i 新鲜切除的标本。

j 边缘部分的病理组织学图像。

中，也容易产生分歧。因为仅有一个小样本的活检很难评估整体病变，所有对于是否需要治疗的不确定性病例、活检结果对治疗方案有巨大影响的病例、应该进行紧急治疗的病例等，与病理医生密切合作进行诊断是很重要的。

而且，关于从被切除的标本联想到病变的立体结构，为什么会出现那样的肉眼形态呢？从病理组织学的观点一定要反馈其理由。

当临床医生积极诊断的时候，本书所描述的内容对实际临床实践肯定会有帮助。

参考文献

[1]渡辺英伸，岩渕三哉，佐々木亮，他．切除胃病変の肉眼所見と組織所見との対比．胃と腸　23: 83–91, 1988.

[2]馬場保昌，杉山憲義，丸山雅一，他．陥凹性早期胃癌のX線所見と病理組織所見との比較．胃と腸　10: 37–49, 1975.

[3]白壁彦夫．X線・内視鏡所見と切除標本所見との対比はなぜ必要か．胃と腸　23: 11–12, 1988.

[4]八尾恒良，溝口幹朗，岡田光男，他．早期胃癌における内視鏡所見と切除標本所見との対比．胃と腸　23: 55–66, 1988.

[5]横山泉，竹本忠良，木村健，他．腸上皮化生の内視鏡診断，胃と腸　6: 869–874, 1971.

[6]日本食道学会（編）．臨床・病理食道癌取扱い規約．第11版．金原出版，2015.

[7]門馬久美子，吉田操．肉眼型分類（食道癌取扱い規約）．胃と腸　54: 576–577, 2019.

[8]日本胃癌学会（編）．胃癌取扱い規約．第15版．金原

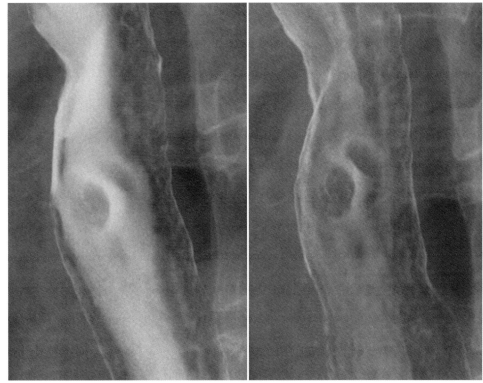

图4 ［病例4］

a｜b

a X线造影图像。胸中段食管可见SMT样隆起性病变。

b X线造影图像（少钡）。在周围区域未观察到明显的上皮内伸展。

出版，2017.

[9]下井銘子，中島寛隆．肉眼型分類（胃癌取扱い規約）．胃と腸 54: 640-641, 2019.

[10]川井啓市，竹本忠良（編）．色素による消化管内視鏡検査法．医学書院，1974.

[11]八木一芳，味岡洋一．胃の拡大内視鏡診断，第2版．医学書院，2014.

[12]八尾建史．胃拡大内視鏡．日本メディカルセンター，2009.

[13]八尾建史．拡大内視鏡分類（VS classification system）．胃と腸 54: 642-643, 2019.

[14]Inoue H. Magnification endoscopy in the esophagus and stomach. Dig Endosc 13（Suppl 1）: S40-41, 2001.

[15]Yoshida T, Inoue H, Usui S, et al. Narrow-band imaging system with magnifying endoscopy for superficial esophageal lesions. Gastrointest Endosc 59: 288-295, 2004.

[16]Arima M, Tada M, Arima H. Evaluation of micro-vascular pattern of superficial esophageal cancers by magnifying endoscopy. Esophagus 2: 191-197, 2005.

[17]小山恒男，門馬久美子，幕内博康．食道扁平上皮癌の拡大内視鏡診断―日本食道学会分類の紹介．消内視鏡 24: 466-468, 2012.

[18]小山恒男．日本食道学会分類．胃と腸 54: 578-579, 2019.

[19]熊谷洋一，川田研郎，田久保海誉．超拡大内視鏡（Type分類）．胃と腸 54: 580-581, 2019.

[20]中村常哉，中澤三郎，芳野純治．超音波内視鏡による胃癌深達度診断の検討．日消誌 83: 625-634, 1986.

[21]中澤三郎，中村常哉，芳野純治，他．消化管の超音波内視鏡所見と切除標本所見との対比．胃と腸 23: 67-73, 1988.

[22]山中桓夫，吉田行雄，上野規男，他．胃疾患の内視鏡的超音波断層像と病理所見との対比．胃と腸 23: 75-82, 1988.

[23]中村恭一．胃癌の構造，第3版．医学書院，2005.

[24]松本主之，小山恒男，八尾隆史，他．十二指腸腺腫・癌の病理診断基準を検討する一座談会．胃と腸 54: 1141-1168, 2019.

[25]八尾隆史．消化管隆起性病変のマクロ画像の成り立ち．胃と腸 53: 1191-1199, 2018.

[26]海崎泰治．消化管陥凹性病変のマクロ画像の成り立ち．胃と腸 53: 1201-1209, 2018.

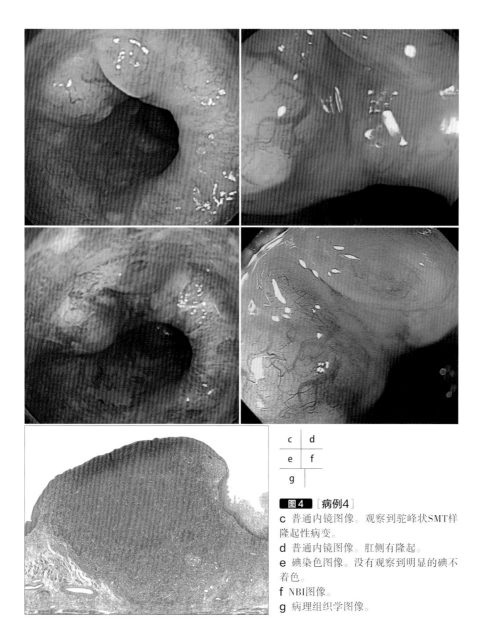

c	d
e	f
g	

图4 ［病例4］

c 普通内镜图像。观察到驼峰状SMT样
隆起性病变。
d 普通内镜图像。肛侧有隆起。
e 碘染色图像。没有观察到明显的碘不
着色。
f NBI图像。
g 病理组织学图像。

Summary

What Clinicians Require from a Pathologist in Diagnostic Imaging of Upper Gastrointestinal Tumors

Johji Oda[1], Yousuke Iriguchi,
Masaru Mizutani, Yasuhiro Tomino,
Tetsurou Yamazato, Nobukazu Yorimitsu,
Takayoshi Sonoda, Nana Ohshima,
Daisuke Kishi, Takayoshi Shimizu,
Makiko Hashimoto, Akiko Nakagawara,
Akihiko Yamamura[2], Touzou Hosoi[1]

When a clinician makes a prospective diagnosis of gastrointestinal lesions, there is often little variability in the clinical diagnosis, and biopsy is usually performed to confirm the diagnosis. However, it is likely that many patients will have to rely on a biopsy diagnosis in cases where the diagnosis is difficult. In these instances, it is important to provide the necessary information to the pathologist to ensure that appropriate biopsy specimens are collected and to make a diagnosis in consultation with the pathologist. Thus, it is crucial to establish a relationship of trust with the pathologist so that the correct diagnosis is made.

[1]Department of Gastroenterology, Tokyo Metropolitan Cancer Detection Center, Tokyo.
[2]Department of Pathology, Tokyo Metropolitan Cancer Detection Center, Tokyo.

在上消化系统肿瘤病理诊断中，病理医生对临床医生的要求

二村 聪 [1-2]

萱岛 善行 [2-3]

摘要●病理诊断在消化系统病变的治疗中起着重要作用。病理诊断报告作为病历的一部分，最好涵盖治疗病变所必需的病理信息，其记载内容以简洁明了为宜。为了进行高质量的病理诊断，不仅要有低损伤的组织标本和准确的临床信息，还需要临床医生和病理医生之间的合作与沟通。

关键词 临床病理合作 病理诊断 临床诊断 诊断过程 病变的自然史

[1] 福冈大学医学部病理学讲座 〒814-0180 福冈市城南区七隈 7 丁目 45-1
[2] 福冈大学病院病理诊断科
[3] 同 消化器内科

前言

在胃肠系统疾病的病理诊断，尤其是活检病理诊断中，不仅限于上消化系统肿瘤，病理医生对临床医生的最终"要求"包括以下两点：一是"低损伤的优质组织标本"，二是"准确的临床信息"。如果再加上良好的沟通和适度的信任，那就再好不过了。笔者从病理医生的立场出发，结合一些痛苦的诊疗经验，谈谈自己对这个问题的看法，并加以反思。

病理诊断及其思考过程

病理诊断可以定义为"根据医学知识对从患者体内观察到的病变、病灶进行正确分类和解释的工作"。临床医生感兴趣的区域不限于病灶，也可能是非病灶（例如病灶周围的黏膜）。这里所说的"医学知识"是指对病变进行分类（categorize）所必需的一般病理学。

单个样本中的组织学变化多种多样，但在临床病理诊断中，必须选择"有意义的变化"作为判断依据，才能得出可能的诊断。病理诊断的思考过程包括以下 4 个阶段。

①信息和调查结果的收集

②调查结果的整理和加权

③疾病查询

④鉴别诊断

①阶段是通过宏观和微观的观察收集信息和调查结果。②阶段是对收集的信息进行整理和加权。这就是所谓的问题列表的创建。然后，③阶段是从问题列表中列出一些疾病并查询疾病相关知识。最后的④阶段工作是锁定最有可能的疾病，进行鉴别诊断（differential diagnosis）。这时，为了确实排除可能性低的疾病或确定可能性高的疾病，有时会进行特殊染色。这一系列的思考过程是根据迄今为止的临床病理学的经验建立起来的，但内容的学术客观性是本质要求。换言之，正是对一般病理学的透彻了解和对每种病理学的充分认识，为理解和判断各阶段的问题提供了基础。

真正的病理诊断（patient-oriented diagnostic

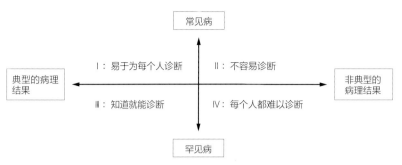

图1 从疾病的发生率和病理结果的典型程度来看病理诊断的难易度

Ⅰ：作为发生率高的疾病，在具有典型表现的情况下，对谁来说都容易诊断。

Ⅱ：即使发生率高，对非典型性疾病的诊断也不容易。

Ⅲ：虽然是罕见的疾病，但是在典型的情况下，只要知道疾病就能诊断。

Ⅳ：一种罕见的疾病，而且具有非典型表现的情况下，对谁来说诊断都很难。

pathology）是一系列的任务，其中包括仔细检查标本中发生了什么样的病变，现在处于什么阶段，未来可能会如何发展，其病变最终应该被诊断为什么。

正确活检病理诊断的阻碍

病理诊断的准确性必须按照时代的要求保持在较高的水平。毋庸置疑，病理诊断的基础是形态学诊断，它高度依赖于观察者的形态学识别和判断。因此，虽然在一定的频度下，主观的偏差是不可避免的，但仍必须保持在临床上容许的标准病理诊断框架内。无论在日本的哪个机构，发生任何病变，都能迅速做出偏差很小的病理诊断，并以此为基础决定治疗方案，这是最理想的。但从病理医生的角度，考虑了原因和对策，这个理想很难实现。

可能有以下几个原因。第一是病理学家的认识没有跟上影像学诊断和治疗方法多样化的速度。第二，对低异型性高分化型腺癌和套细胞淋巴瘤等比较罕见的病理组织学诊断经验较少。第三，由于病理医生自身的不成熟，本应在很久以前就已经确立的诊断标准没有得到正确的理解和运用。除此之外，还包括免疫组织化学等辅助诊断技术对结果解释的不成熟。

病理医生可以采取正规措施来增加与临床医生的接触，积累诊断经验，加深对新疾病概念的理解。然而，对于"显示非典型性结果的罕见疾病"的病理诊断，对每个人来说都很难。首先，目标是能够正确诊断"具有非典型表现的常见疾病"和"具有典型表现的罕见疾病"（**图1**）。这样一来，临床诊断和病理诊断之间的差异、不一致的问题有望得到解决。大前提是提交适合活检诊断的样本。

适合于活检病理诊断的样本

第一个要求是取自临床医生感兴趣的区域（病变或非病变）。活检病理诊断始终需要有关感兴趣区域的定性信息。这个"定性信息"是指肿瘤和非肿瘤（炎症、感染、异位症、化生、再生、循环障碍、沉着症等）等病理学总论中病变的区分（category）。

通常，在肿瘤的病理诊断过程中，以良、恶性的判断为起点。由于细胞异型性和结构异型性是判断好坏的基本标准，因此最适合的是几乎没有损伤的优质活检组织。另外，活检组织内最好含有非肿瘤组织（**图2a、b**），特别是在异型性极低的分化型胃癌（即超高分化的胃癌）的活检诊断中尤为突出。这是因为与非肿瘤组织的偏离程度以及与非肿瘤组成细胞的相似性评估对于病理诊断至关重要。一般病理学上，前者被称为非典型性（atypia），后者被称为细胞分化（differentiation）。

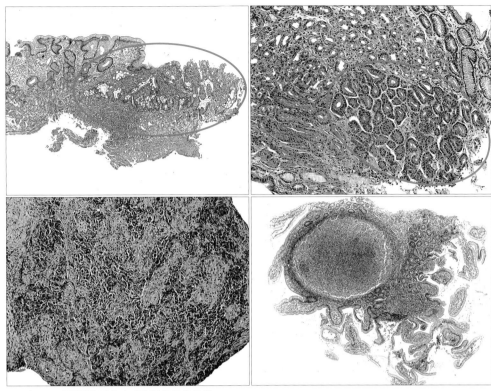

a	b
c	d

图2 适合病理诊断的活检组织

a、b 在这两种情况下，肿瘤和非肿瘤边界处的黏膜都进行了活检，以便于识别肿瘤组织（绿色圆圈包围的区域）。a为中分化型管状腺癌，b为胃底腺型腺癌。

c 由于高度损伤，很难识别细胞形态。弥漫性大细胞淋巴瘤和内分泌细胞癌属于鉴别疾病。经仔细检查，是内分泌细胞癌。

d 采集了整个小隆起，很容易识别为结节性增生的淋巴组织增生性病变。详查结果为十二指肠型滤泡性淋巴瘤。

很明显，采集组织的人为损伤、干燥、自溶和腐败极大地阻碍了病理诊断，因此在采集和处理标本时应格外小心（**图2c**）。为了将其付诸实践，内镜施行医生需要检查和确认活检组织的状态（有无组织损伤、程度、活检深度等）。

有时会讨论活检组织的质量和个数，但如果采集了高质量的组织，如包含黏膜肌层，则活检就不是大问题（**图2d**）。掌握病变的主要位置（黏膜内、黏膜下组织，以及其深度）后进行活检是最重要的。以比较小的胃肠道间质瘤（gastrointestinal stromal tumor，GIST）为例，血管球瘤（glomus tumor）和神经鞘瘤等主要位于固有肌层内的肿瘤，无论重复多少次黏膜活检都无法确诊。这是活检病理诊断的一种局限性。需要提醒的是，一般通过活检钳活检获得的是黏膜层及黏膜下浅层附近的病理组织学信息。

活检病理诊断所需的临床信息

下面是包括在正常活检病理诊断申请单中的信息（病理医生想知道的临床信息）。

1. 最重要

·患者姓名、年龄、性别

·采集的器官

·占位部位及病灶大小

·影像学表现、临床诊断、起源和病程、采集部位（病灶边缘、中心）

・既往病史（其他器官癌、淋巴瘤、消化性溃疡等）

・治疗史〔抗癌药物使用、质子泵抑制剂服用、照射、幽门螺杆菌（H.pylori）根除治疗等〕

请尽可能完整地包含这些信息。无论疾病类型如何，疾病都有好发器官和好发部位。这将在其他文章中详细描述。另外，就"黏膜下肿瘤（submucosal tumor）"而言，在咽部、食管、贲门体、前庭前幽门、十二指肠球部、十二指肠降部的鉴别诊断各不相同，这还不包括一些极其罕见的组织学类型。例如，胸段食管肿瘤的临床诊断名称应为 GIST，当有明确的病理证据时，十二指肠球部肿瘤的临床诊断才可以被描述为神经节细胞性副神经节瘤（gangliocytic paraganglioma）。因此，请尽可能准确地描述病变的占位部位。

2. 有用处

・活检目的（确认或排除肿瘤）

・应特别记录的血液生化数据（胃泌素值、自身抗体、HTLV-1 抗体等）

・病变色调（与周围黏膜颜色相同、褪色、发红）和有无溃疡

能明确写到这里就完美了。最终的理想型是通过阅读内容就能理解到临床诊断的思考过程（诊断基础）的申请单。这正是病理医生的病理诊断报告书所要求的类型。如果写的时候带着自我情绪，则对受委托的临床医生的第一印象，与活检病理诊断委托书记载内容的质量成正比。当然，这也适用于病理诊断报告。这就是为什么病理医生应该始终牢记传达感兴趣区域"本质"的描述。

3. 如果明显是肿瘤

・病灶的大小

・大小的变化和进展

假设是肿瘤的情况下，请不要忘记记载病灶的大小。不过，对于病理医生来说，这种情况下的"大小"并不是 19 mm、24 mm 等详细的数值，而是 5 mm 以内还是 5 mm 以上，或者是否超过 30 mm 等粗略的信息，记录病灶的

大小具有很大的价值。如果是息肉或黏膜下肿瘤，用米粒大小、拇指指尖大小、拳头大小这样的标记也可以，一定要记录大小信息。

另外，也很想知道病变大小的变化和进展，例如与第一次活检时相比，该病变是否明显增大、不变抑或缩小等。活检病理诊断虽然是"点"的诊断，但是着眼于作为诊断对象的病变的"自然史（natural history）"是极其重要的。现在已经发现了更多的黏膜内肿瘤（临床上多为低度病变，病理上难以区分良恶性病变），评估和了解肿瘤的时间背景和随时间的发展状态（进展 / 转变）似乎很有意义。因此，如果在病理诊断申请表中将"大小（及其变化）"加入临床信息，将对病理诊断有很大的参考价值。这一点在渊上、岩下等对胃 Group 3 病变的长期病程的分析中也得到了证实，强调了关注病变的大小及其变化在诊断学上的意义。

临床医生与病理医生的关系

毋庸置疑，临床医生和病理医生希望建立相互信任的关系并充分交换信息（所谓的临床病理沟通）。当然，这需要一些时间，但重要的是积极地向前推进。

在专门从事癌症诊疗的机构和大学附属医院，常驻有 5 名左右的病理医生；而在中小规模医院，只有 1 名全职医生和外聘病理医生。没有病理医生的医院自然会将病理诊断外包给医学实验室。因此，有些临床医生对无法与病理医生进行面对面的讨论感到遗憾。想和病理医生一起检镜，认真讨论的临床医生，无疑是"好临床医生"。许多这样的临床医生夜以继日地努力对他们的临床诊断进行病理学验证。病理医生可以从他们身上学到很多东西。

最不理想的情况是，双方几乎没有意见交流，对疑问点和问题置之不理。而且，互相指责无济于事。受害的永远是患者。双方应该放下无聊的自尊心，共同努力解决问题。

据笔者所知，在第二次世界大战结束后的 20 世纪 50 年代，活检作为一种强有力的诊断

手段，使手术切除标本的病理检查（就是所谓的外科病理学）这一系列任务可以在日本的检测设备中得以实践。此后，外科病理学在临床医学中的重要性日益提高，病理诊断建立在学术客观性的基础上，这是众所周知的事实。为了在未来继续做"为患者服务"的病理诊断，与临床医生的合作和信息交流是必不可少的。没有临床资料就不能做出正确的病理诊断。

　　即使是最熟悉的常见疾病和病变的活检组织标本，如果简单看待或忽视临床信息，也可能会出现严重的错误。坑（陷阱）埋藏在意想不到的地方，肿瘤存在一定的变型（variant）和亚型（subtype）。正因为如此，医生必须密切注意临床医学或病理学上的判断，绝不能自以为是、恣意妄为。

结语

　　笔者曾受到前辈的严苛教导，"病变不要直接用头脑去想，首先要用眼睛去看。仔细看了之后再想"。直到最近，我才终于理解了其中的真意。我非常感谢有幸遇到一位好导师（mentor）。无论是临床医生还是病理医生，都必须时刻保持对生命科学的谦虚态度，共同做出诊断，始终为患者提供最好的服务。虽然在内容上可能会有一些批评，但我衷心地希望本文能够成为一个重新思考和改进临床病理合作方式的好的参考。

参考文献

[1]渕上忠彦，岩下明徳．胃隆起性病変（Group Ⅲ）の経過．胃と腸　25: 911–926, 1990.

[2]渕上忠彦，岩下明徳，堺勇二，他．胃良・悪性境界病変（Group Ⅲ）の長期経過からみた生検診断の問題点．胃と腸　29: 153–168, 1994.

[3]石川栄世．まえがき．石川栄世，牛島宥，遠城寺宗知（編）．外科病理学．文光堂，pp 1–2, 1984.

[4]小池盛雄．消化管生検に臨床情報は必要か？　胃と腸　35: 1533–1536, 2000.

[5]岩崎宏．病理診断学のあゆみと陥穽—パターン認識から遺伝子診断まで．福岡大医紀　42: 263–271, 2015.

Summary

Useful and Essential Clinical Information
for the Pathological Diagnosis of Upper
Gastrointestinal Neoplasms

Satoshi Nimura[1,2], Yoshiyuki Kayashima[2,3]

Pathological diagnosis plays a crucial role in the medical treatment for gastrointestinal diseases, and as a medical record, it should include concise items of information that are critical for coping with gastrointestinal diseases. We conclude that not only uncrushed tissue but also adequate clinical information is essential for maintaining the quality of pathological diagnosis. Furthermore, close cooperation and communication between clinicians and pathologists are necessary for patient–oriented diagnostic pathology.

[1]Department of Pathology, Faculty of Medicine, Fukuoka University, Fukuoka, Japan.

[2]Department of Pathology, Fukuoka University Hospital, Fukuoka, Japan.

[3]Department of Gastroenterology and Medicine, Fukuoka University Hospital, Fukuoka, Japan.

食管：鳞状细胞癌

根本 哲生[1]　　　小原 淳　　　本间 真由美　　　[1]昭和大学横浜市北部病院临床病理诊断科
〒 224-8503 横浜市都筑区茅ケ崎中央 35-1
E-mail：t.nemoto@med.showa-u.ac.jp

关键词　食管鳞状细胞癌　原位癌　角化　分化程度　微泡

概念/定义

所谓鳞状细胞癌，是具有正常复层鳞状上皮的特征，出现角化或细胞间桥的上皮性恶性肿瘤。所谓角化，是指位于上皮层最深处的基底细胞核质比逐渐降低，并与副基底细胞和多边形棘细胞一起向表面扁平化，最终失去细胞核并剥落的一系列变化（**图1**）。由于作为食管癌起源的食管黏膜除了被腺上皮置换的 Barrett 食管以外，都覆盖有复层鳞状上皮，因此日本 90% 以上的食管癌都是鳞状细胞癌。

1. 原位癌的概念

在欧美，将停留在上皮内的肿瘤性病变作为食管鳞状上皮异型增生，引起间质浸润后才诊断为癌的想法是主流，现在，日本食管癌处理规约（以下称"规约"）的立场是，即使只停留在上皮内，也将被认为具有重度异型肿瘤（具有癌的异型）细胞的病变诊断为癌。此外，即使异型细胞的分布仅局限于基底层，并伴随着表层分化（面向表层的核逐渐变小，核质比降低），也可以根据细胞异型的程度诊断为表层分化型癌（**图2**）。在食管中，对应于腺上皮腺瘤的良性鳞状上皮肿瘤的概念尚不明确，

根据规约，"肿瘤性病变中的癌除外"，即缺乏异型性不足够为癌的，归类为鳞状上皮内瘤变（**图3**）。"原位癌 / 上皮内癌"被认为是等同于浸润癌的上皮内成分的异型性，但是这里与诊断者的主观有很大的关系，不可否认，定义仍然含糊不清。这是诊断标准化的问题。

2. 早期癌和表浅癌

就食管癌而言，与胃肠道的其他部位不同，延伸到黏膜下层的癌具有淋巴结和远处转移的高风险，累及黏膜下层的癌中淋巴结及远处转移的危险性较高。所以"早期癌"被定义为累及黏膜层（上皮层、固有层、黏膜肌层）的癌。此外，累及黏膜下层的癌被称为"表浅癌"。

肉眼特征

肉眼形态和浸润深度之间有密切的关系。大多数浅浸润病例呈扁平型（0-Ⅱ）形态。此外，大多数 T1a-EP 癌表现为 0-Ⅱb 型或 0-Ⅱc 型（**表1**）。在内镜下，乍一看几乎没有凹凸的病变，在组织标本中，大多形成了轻微的凹陷（0-Ⅱc）。大部分表现为隆起型（0-Ⅰ）和凹陷型（0-Ⅲ）的病变为黏膜下浸润癌。隆

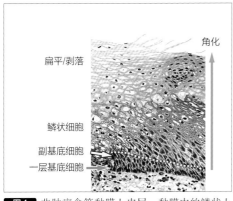

图1 非肿瘤食管黏膜上皮层。黏膜中的鳞状上皮由于没有角（质）层而被称为"非角化扁平上皮"，广义上的角化是指从基底细胞经过副基底细胞和棘细胞到表层剥落的一系列动力机制。核质比向表层下降，细胞扁平化。从副基底层到棘细胞层可以看到细胞间桥。这种分化的方向性即使发展为癌，也能在一定程度上得以保留

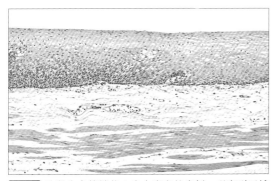

图2 伴有表层分化的食管基底层鳞状细胞癌。明显的异型细胞的增殖仅停留在基底侧1/2左右，被诊断为原位癌

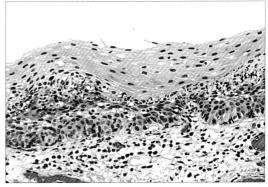

图3 诊断为食管鳞状上皮内瘤变的病例。观察到区域性，左侧被认为是肿瘤，但保留了基底细胞层，增殖细胞的异型性较弱

表1 表浅食管癌的肉眼类型和浸润深度

肉眼型	深度亚分类（常规分类）						合计
	EP	LPM	MM	SM1	SM2	SM3	
0-Ⅰ	1*	1	2	11	30	37	82
0-Ⅱa	32	9	17	14	10	5	87
0-Ⅱb	148	10	7	0	0	0	165
0-Ⅱc	121	97	82	34	22	4	360
0-Ⅲ	0	0	0	3	7	11	21
混合型	20	18	11	15	19	11	94
合计	322	135	119	77	88	68	809

*：分化良好的鳞状细胞癌，呈乳头状向上生长。

（根本哲生．咽頭·食道病理からみた咽頭·食道表在癌の深達度診断．胃と腸 50：507-514，2015より一部改変して転載）

起的病灶肉眼可见其圆顶状隆起平缓，推测是黏膜下层有大量癌组织浸润（**图4**）。在凹陷的情况下，具有明显糜烂和溃疡的凹陷表明有大量的黏膜下浸润。病变的色调也是诊断浸润深度的有用信息，红色明显的病变提示血管增生和血流丰富，应考虑深部浸润。明显的白色隆起表明表层具有明显的角化（分化）趋势，与隆起的高度相比，浸润深度可能较浅。

碘染色中不着色和轻度着色的区域对应于细胞糖原含量的减少，并且总是伴有一些病理组织学改变。清晰的不着色区域大体上对应着相当于癌的异型性，而浅色区域通常对应于更低的异型性。随着图像增强放大内镜的广泛应用，人们发现黏膜表层的血管变化有助于诊断癌的范围和深度，食管学会提出了放大内镜的分类。

病理组织学特征

1. 癌的诊断

作为形成肿瘤性病变的基础，有边界性是很重要的。如果是原位癌的话，与非肿瘤之间被称为前锋线（oblique line）的上皮内斜行的分界线很多都能被识别出来（**图5**）。食管癌的诊断与其他器官类似，都是基于结构和细胞

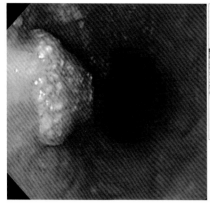
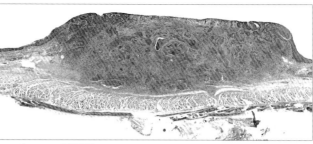

a b **图4** 黏膜下层有大量浸润成分的0-Ⅰ型食管癌。隆起的边缘相对平缓
（根本哲生. 病理からみた咽頭・食道表在癌の深達度診断. 胃と腸 50：507-514, 2015より一部改変して転載）

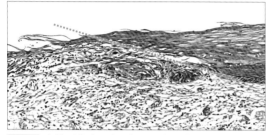

图5 食管原位癌。发现提示肿瘤性病变的边界性。肿瘤部和非肿瘤部的界限很明确，经常显示被称为oblique line 的斜边界线（绿色虚线）。另外，乍一看 0-Ⅱb型的病变，在组织标本中被确认为轻度凹陷的情况很多

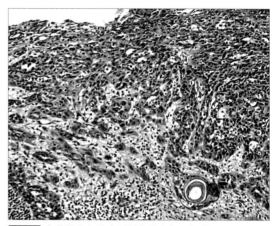

图6 食管鳞状细胞癌呈浸润性生长。相当于INFc

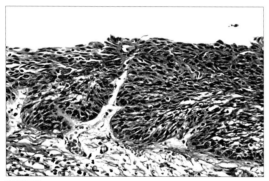

图7 不形成散在性囊泡病变的食管鳞状细胞癌。从细胞水肿性解离、细胞排列紊乱、细胞梭形变化和核异型性诊断为癌

异型性来诊断的。浸润性生长是考虑癌的结构异常之一。浸润性生长的一个可靠指标是从上皮层游离出来至固有层内的孤立胞巢（**图6**）。从基底到表层的分化方向不固定也是一个重要

的结构异型性，如细胞排列紊乱，非表层发生角化等。上皮内病变的结构异型性包括上皮层肥厚、上皮脚不规则伸长、原本位于正常上皮层最深处的基底细胞层消失、细胞间连接减少、梭形细胞的不规则排列等所见，是诊断癌的依据（**图7**）。细胞异型性通过细胞增大、核增大和核浆比增加、核多形性、核仁增大和有丝分裂像增加等方面进行评估。

2. 鳞状细胞癌的诊断（组织学类型）

组织学类型为鳞状细胞癌的根据是角化的存在。癌组织角化的极性形式是癌珠（cancer pearl）的形成（**图8**），其具有丰富的嗜酸性细胞质的角化细胞在癌巢中分层形成环状体。这主要见于浸润部分，很少在癌早期观察到。其他提示分化为鳞状上皮的研究还包括：表现为片状的平面排列、作为细胞间黏附装置的细

胞间桥的存在、相对丰富且微嗜酸性的细胞质以及单个细胞角化等。当然，没有腺管结构或黏液产生等阴性结果也很重要。

3. 癌的分化程度

由于癌的生物学恶性程度是根据其与正常形态的差距程度来预测的，因此与正常相似的"分化程度"经常与"异型性"（细胞水平上的偏离程度）和"浸润方式"（结构水平上的偏离程度）相混淆，或者作为包含这些的术语来使用。根据规约，鳞状细胞癌的分化程度评价以角化和分层分化为指标，因此宜分别描述分化程度、异型性和浸润方式。由于癌珠形成等明确的角化像多出现在浸润成分中，所以原位癌中分化程度的分类比较困难，没有必要进行记载。

免疫组化特征/遗传异常

饮酒和吸烟是众所周知的食管癌危险因素，特别是体内酒精代谢产物乙醛被认定为致癌物质。然而，导致癌变的分子异常至今仍不清楚。与大多数癌一样，食管鳞状细胞癌可能通过积累多种遗传异常从低异型性肿瘤发展为浸润性肿瘤。肿瘤抑制基因 *p53* 的异常和 *EGFR* 基因的扩增是众所周知的。最近的研究表明，*p53* 和 *NOTCH1* 等基因的突变从早期（年轻）就发生在看起来正常的区域，随着年龄的增加和酗酒，获得突变的细胞数量逐渐增多。研究表明，在有大量饮酒和吸烟史的个体中，这一过程进

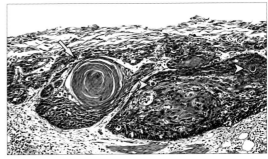

图8 癌珠（黄色长箭头），这是癌角化的极性形式。单个细胞角化（黄色短箭头）分散在癌巢中。这种角化图像经常出现在肿瘤浸润部

展将更加迅速。

免疫组织学上，可在很多病例中观察到反映基因突变的 *p53* 基因产物的核内异常积累（**图9**）。此外，通过判断处于静止期以外的细胞周期的细胞 MIB-1/Ki-67 是否呈阳性染色，观察增殖细胞的分布有时也有助于癌的诊断。

在内镜切除标本的病理诊断中，为了探讨追加切除的必要性，淋巴管和静脉浸润的评估变得重要。作为淋巴管内皮的标志物，推荐使用 podoplanin（克隆代号 D2-40）进行免疫染色（**图10**）。使静脉壁清晰（非免疫染色）的特殊染色有 EVG（Elastica-van Gieson）染色和 Victoria blue 染色。另外，还使用了识别淋巴管和血管内皮的 CD31 和 CD34 抗体。在诊断浸润深度时，还可用 desmin 抗体对肌纤维进行免疫染色，以明确黏膜肌层的累及情况。

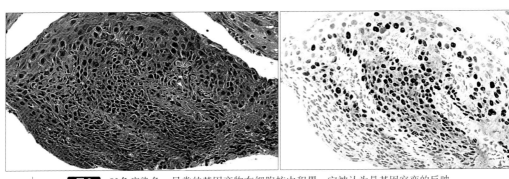

a | b　**图9** p53免疫染色。异常的基因产物在细胞核中积累。它被认为是基因突变的反映

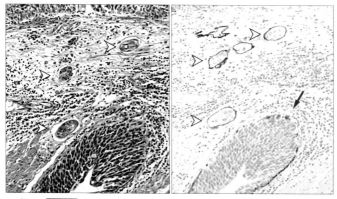
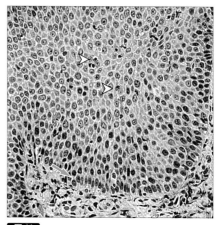

a | b 　**图10** 淋巴管浸润
a HE染色。
b podoplanin（D2-40）免疫染色。黄色箭头是淋巴管浸润的图像。红色箭头表示食管导管累及。导管最外层的基底细胞为阳性。

图11

病理诊断（活检诊断）要点

1. 活检的鉴别诊断

作为组织学上鉴别癌与反应性非典型性的一个重要点，可以举出 oblique line 等边界性，因此如果可能的话，要进行包括病变和非病变边界的活检。未采集边界时，综合评价上述基底细胞层消失、细胞排列紊乱、细胞异型性、p53 表达等，有时也不得不采用 atypical epithelium、indefinite for neoplasia（不能确定为肿瘤的非典型性上皮）。在这种情况下，有必要根据内镜图像（病变大小、碘染色和血管模式等特性）确定适当的随访时间和复查时间。

反流性食管炎时，与副基底细胞相似的高核质比的细胞单一增殖，上皮突伸长，上皮层增厚，但必须注意不要误认为是癌（**图11**）。与癌相比，缺少细胞紊乱排列，给人一种整齐的印象。含有嗜酸性粒细胞的炎性细胞浸润提示反流性食管炎（在没有胃食管反流的部位，嗜酸性粒细胞浸润明显，考虑为嗜酸性粒细胞性食管炎）。在诊断食管胃交界处或食管下段的活检组织时，观察前要牢记这种情况的存在，因此对于提交活检的临床医生来说，重要的是要告知病理医生活检来自食管胃交界处附近。

2. 食管学会分类与病理组织学的对应

B1 血管对应的血管密度增加，乳头内血管向表层侧延伸，血管直径增大，大肿瘤癌巢周围血管拉长，病理组织学图像容易对应，但 B2 血管、B3 血管被认为是由从固有层深部到黏膜下层的血管等多种变化构成的，在内镜观察中往往难以将血管所见与病理组织学图像一一对应。

3. 微小癌巢形成与淋巴结转移

食管鳞状细胞癌与大肠腺癌类似，微小癌巢形成（大肠癌出芽）已被证明可作为淋巴结转移的预测指标，它可能是补充血管浸润的病理组织学标志物。特别是在内镜切除标本中，有时会出现 T1a-MM 或 SM 浸润，但在组织学标本上未发现脉管浸润的病例，在微小癌巢形成明显的病例中，建议积极深切标本进一步检查。

参考文献
[1]The WHO Classification of Tumours Editorial Board（eds）. WHO Classification of Tumours, Digestive System Tumours, 5th ed. IARC press, Lyon, 2019.
[2]日本食道学会（編）. 臨床・病理食道癌取扱い規約，第11版. 金原出版，2015.

[3]遠藤光夫．早期食道癌―全国集計の分析．Gastroenterol Endosc 32: 2466-2470, 1990.

[4]根本哲生．病理からみた咽頭・食道表在癌の深達度診断．胃と腸 50: 507-514, 2015.

[5]Oyama T, Inoue H, Arima M, et al. Prediction of the invasion depth of superficial squamous cell carcinoma based on microvessel morphology: magnifying endoscopic classification of the Japan Esophageal Society. Esophagus 14: 105-112, 2017.

[6]Yokoyama A, Kakiuchi N, Yoshizato T, et al. Age-related remodelling of oesophageal epithelia by mutated cancer drivers. Nature 565: 312-317, 2019.

[7]根本哲生，立石陽子．食道表在癌における拡大内視鏡所見と病理組織学的所見の検討．胃と腸 53: 1353-1360, 2018.

[8]Egashira H, Yanagisawa A, Kato Y. Predictive factors for lymph node metastasis in esophageal squamous cell carcinomas contacting or penetrating the muscularis mucosae: the utility of droplet infiltration. Esophagus 3: 47-52, 2006.

[9]Fuchinoue K, Nemoto T, Shimada H, et al. Immunohistochemical analysis of tumor budding as predictor of lymph node metastasis from superficial esophageal squamous cell carcinoma. Esophagus 2019〔Epub ahead of print〕.

食管：基底细胞样鳞状细胞癌

新井 富生[1]　　　井下 尚子　　　野中 敬介

相田 顺子[2]　　　田久保 海誉　　石渡 俊行

松川 美保[3]　　　上垣 佐登子[4]　金泽 伸郎[5]

黑岩 厚二郎

[1] 東京都健康長寿医療センター病理診断科
　　〒 173-0015 東京都板橋区栄町 35-2
　　E-mail：arai@tmig.or.jp

[2] 東京都健康長寿医療センター研究所老年病理
　　学研究チーム

[3] 東京都健康長寿医療センター内視鏡科

[4] 同　消化器内科

[5] 同　外科

关键词　　基底细胞样癌　鳞状细胞癌　基底膜样物质　玻璃样嗜酸性沉积物　病理诊断

概念/定义

基底细胞样鳞状细胞癌［basaloid（squamous）cancer］是鳞状细胞癌的一种亚型，由与基底细胞相似的、相对较小的细胞组成，是一种为实性或索状结构生长的肿瘤。有些可能伴有微囊状结构和腺管样分化。在该肿瘤中，在肿瘤细胞癌巢周围或内部观察到基底膜样物质的沉积。上皮内多有鳞状细胞癌，浸润部也伴有鳞状细胞癌。一般认为，基底细胞样鳞状细胞癌的起源很可能是位于基底细胞或食管腺管开口部附近的具有多向分化能力的干细胞。与腺样囊性癌不同，基底细胞样鳞状细胞癌没有发现向肌上皮的分化。预后较正常鳞状细胞癌差，但也有报道称无明显差异。

肉眼特征

对累及至黏膜下层的表浅癌，常表现为平缓隆起的上皮下肿块型或隆起上升陡峭的丘状型。隆起的肿瘤表面常被非肿瘤性上皮覆盖，表面凹凸不平，反映了小结节性癌巢的生长模式（**图1a**）。在进展期癌症也以隆起为主体形成病变，表现为 1 型的肿瘤较多（**图1b**）。如果肿瘤中央部分伴有溃疡，则判断为 2 型，这种情况反映了这种肿瘤向周堤部分的上皮下浸润的增殖方式隆起形成很明显。

病理组织学特征

基底细胞样鳞状细胞癌从覆盖表面的非肿瘤性复层鳞状上皮或鳞状细胞癌浸润黏膜固有层，形成实性、索状的大小癌巢，并倾向于进一步向下生长（**图2**）。肿瘤的肉眼形态反映了这种生长模式。

构成基底细胞样鳞状细胞癌的肿瘤细胞与基底细胞基本相似，缺少细胞质，N/C 比高。细胞核染色较深，显示染色质增加。核仁小或不明显，染色质稍粗糙。癌巢可能与非肿瘤性复层鳞状上皮基底层连续（**图3**）。由于表面覆盖的上皮连续性是局限性的，因此也存在通过病理组织学检查无法确认连续性的病例。

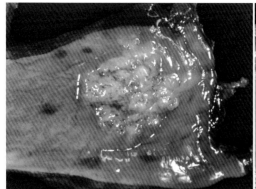
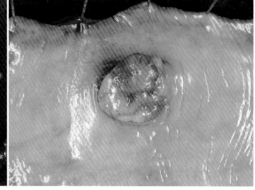

图1 基底细胞样鳞状细胞癌的肉眼图像

a 表浅癌。表面是一个隆起性病变，有融合的结节，大部分被非肿瘤性复层鳞状上皮覆盖。
（Arai T, et al. Clinicopathologic characteristics of basaloid squamous carcinoma of the esophagus. Esophagus：8 169–177, 2011年经许可转载）

b 进展期癌。鳞状细胞癌呈陡峭上升趋势。表面可见糜烂。

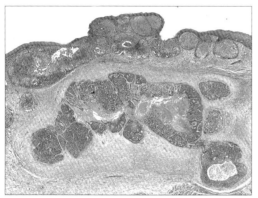

图2 基底细胞样鳞状细胞癌的病理组织学图像（HE染色，低倍放大）。从黏膜固有层到黏膜下层，形成大大小小的癌巢，同时表现出融合的趋势并不断生长。中央也可以看到显示坏死和囊性变的癌巢

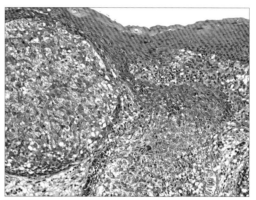

图3 基底细胞样鳞状细胞癌的病理组织学图像（HE染色，中倍放大）。表层覆盖非肿瘤性复层鳞状上皮，N/C比高的肿瘤细胞形成实性胞巢并不断增殖

基底细胞样鳞状细胞癌具有多种病理组织学形态。实性癌巢的中心可显示粉刺样坏死和微囊肿形成（**图4**）。若微囊肿形成明显，需与腺样囊性癌相鉴别。另外，肿瘤癌巢中也有腺管形成的情况。但是，食管基底样鳞状细胞癌没有发现肿瘤性的肌上皮细胞，上皮的双相性不明确。在显示囊泡部位的管腔中发现了PAS（高碘酸-希夫）染色或阿尔辛蓝（Alcian blue）染色阳性的黏液样物质，但它不是上皮性黏液，因为它对黏多胺染色呈阴性。

基底细胞样鳞状细胞癌的特征之一是在肿瘤细胞癌巢内部和周围发现类似于基底膜的玻

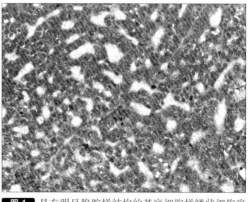

图4 具有明显腺腔样结构的基底细胞样鳞状细胞癌的病理组织学图像（HE染色，高倍放大）。如果微囊肿形成和腺腔样结构明显，则须与腺样囊性癌相鉴别

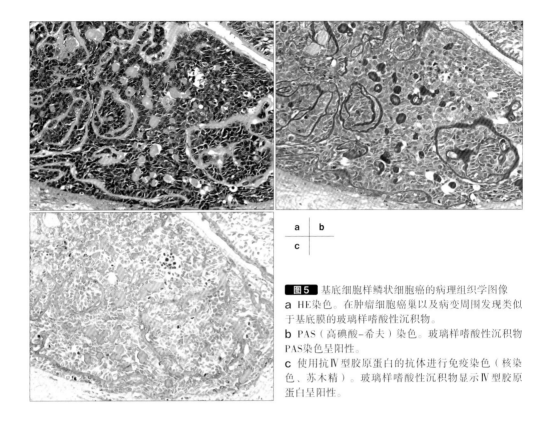

	a	b
	c	

图5 基底细胞样鳞状细胞癌的病理组织学图像
a HE染色。在肿瘤细胞癌巢以及病变周围发现类似于基底膜的玻璃样嗜酸性沉积物。
b PAS（高碘酸–希夫）染色。玻璃样嗜酸性沉积物PAS染色呈阳性。
c 使用抗Ⅳ型胶原蛋白的抗体进行免疫染色（核染色、苏木精）。玻璃样嗜酸性沉积物显示Ⅳ型胶原蛋白呈阳性。

璃样嗜酸性沉积物。可以看到肿瘤癌巢周围像膜一样包围的图像和癌巢内结节状散在分布的图像（**图5a**）。它被认为是来源于基底膜物质，并且显示 PAS 染色阳性（**图5b**）、免疫组织化学Ⅳ型胶原蛋白（**图5c**）和层粘连蛋白阳性。在基底细胞样鳞状细胞癌中，即使在浸润的病灶中也保留有基底膜样物质，它也比正常上皮基底膜更厚。

在肿瘤的周围上皮内，经常可以看到相当于上皮内癌的图像。基本上，基底细胞样鳞状细胞癌被认为是鳞状上皮癌的一个亚型，与鳞状上皮癌的并存率也很高。在并存的肿瘤中，应在多大程度的基底细胞样鳞状细胞癌成分的情况下诊断该疾病，这一点还没有达成共识。也有观点认为，即使存在少量的基底细胞样鳞状细胞癌成分，也可以诊断为基底细胞样鳞状细胞癌，不过通常是在浸润的主要成分是基底细胞癌的时候才被诊断为基底细胞样鳞状细胞癌。如果浸润部的主要成分是鳞状细胞癌，

但一部分并存少量的基底样细胞鳞状细胞癌成分，标记为"伴有基底细胞样鳞状细胞癌成分的鳞状细胞癌"比较好。

免疫组化特征 / 基因突变

食管黏膜复层鳞状上皮的基底细胞免疫组化表达 CK（细胞角蛋白）14。大多数基底细胞样鳞状细胞癌显示 CK14 阳性，但阴性病例也并不少见。另外，基底细胞、类基底细胞显示阳性的 CK19 也显示阳性的情况较多，但是由于 CK14 和 CK19 在正常鳞状细胞癌中往往是阳性的，因此对鳞状细胞癌和基底细胞样鳞状细胞癌的鉴别没有帮助。如上所述，基底膜样物质对 Ⅳ型胶原蛋白（**图5c**）和层粘连蛋白呈阳性。在显示腺管样结构的部位，CEA 有时可能呈阳性。

虽然 23% 的鳞状细胞癌有 *PIK3CA* 突变，但基底细胞样鳞状细胞癌没有发现 *PIK3CA* 突变，也没有 *KRAS* 或 *BRAF* 突变。而且，

LINE-1 甲基化在基底细胞样鳞状细胞癌中明显低于鳞状细胞癌。在基底细胞样鳞状细胞癌中，大约 50% 的病例可观察到 *EGFR* 基因的突变或扩增，并且每种情况都以互斥的方式发生。该肿瘤还激活了 Wnt 信号通路和 Hedgehog 信号通路。上述特性作为分子靶向药物的靶点而备受关注。

病理诊断（活检诊断）要点

由于基底细胞样鳞状细胞癌的表面可能被非肿瘤性复层鳞状上皮覆盖，活检无法采集基底细胞样鳞状细胞癌的成分，从而导致无法进行正确的诊断。另外，由于与鳞状细胞癌的共存率很高，有时上皮内成分呈鳞状细胞癌，活检有时诊断为低分化型鳞状细胞癌。这种情况下，如果注意稍微深入的活检，将增加治疗前诊断基底细胞样鳞状细胞癌的概率。

在对由高 N/C 比的细胞组成且与基底细胞相似的肿瘤进行病理诊断时，考虑到基底细胞样鳞状细胞癌的可能性，通过关注小囊腔、小腺腔样结构形成，基底膜样物质等组织学特征来进行鉴别。基底细胞样鳞状细胞癌需要与低分化型鳞状细胞癌和神经内分泌细胞癌（小细胞型）相鉴别。如果囊肿和腺管样结构明显，与腺鳞状细胞癌的鉴别是有困难的，如果小腺腔样结构明显，与腺样囊性癌的鉴别是有困难的。如果以肉眼型、病理组织学的特征为基础，加上免疫组织化学，就可以进行鉴别。

当 N/C 比高的肿瘤细胞在食管内密集增殖时，容易仅将上皮性肿瘤列为鉴别诊断，但实际上恶性黑色素瘤也应列为其中之一。恶性黑色素瘤也表现出交界活性，当肿瘤向固有层浸润时，由于肿瘤突出到食管内腔，因此可能表现出类似于基底细胞样鳞状细胞癌的形态。

参考文献
[1]日本食道学会（编）. 臨床・病理食道癌取扱い規約，第11版. 金原出版，2015.
[2]Arai T, Aida J, Nakamura K, et al. Clinicopathologic characteristics of basaloid squamous carcinoma of the esophagus. Esophagus 8：169–177, 2011.
[3]Baba Y, Ishimoto T, Harada K, et al. Molecular characteristics of basaloid squamous cell carcinoma of the esophagus：analysis of KRAS, BRAF, and PIK3CA mutations. Ann Surg Oncol 22：3659–3665, 2015.
[4]Saito T, Mitomi H, Yao T. Molecular pathology and potential therapeutic targets in esophageal basaloid squamous cell carcinoma. Int J Clin Exp Pathol 8：2267–2273, 2015.

食管：癌肉瘤

河内 洋[1]　　　中野 薫

[1]がん研究会有明病院臨床病理センター病理部
〒135-8550 東京都江東区有明 3 丁目 8-31
E-mail : hiroshi.kawachi@jfcr.or.jp

关键词　　癌肉瘤　　鳞状细胞癌　　细胞角蛋白　　有蒂息肉

概念/定义

　　食管癌肉瘤是发生于食管鳞状上皮区的恶性肿瘤，同时含有由鳞状细胞癌组成的上皮恶性肿瘤（癌）成分和由肉瘤成分组成的非上皮恶性肿瘤成分。在过去，因鳞状细胞癌的间质恶变，癌与肉瘤并存称为"真性癌肉瘤"。而鳞状细胞癌的二次转化形成肉瘤样成分，被称为"所谓的癌肉瘤"。但是，由于在临床实践中难以分辨两者，因此目前不加以区分。在WHO分类中，根据后者发生机制的设想考虑为鳞状细胞癌的一个亚型，与梭形细胞鳞状细胞癌同义。鳞状细胞癌中非肿瘤性间质细胞反应性增生明显的被称为"假肉瘤"，也有观点把它包含在癌肉瘤中，但将非肿瘤成分视为肉瘤成分是不合适的，因此这种组织学类型不应该被包含在内。

肉眼特征

　　多形成向食管内腔突出的有蒂或亚蒂息肉状隆起（肉眼型分类为0-Ⅰp）。息肉头部呈长轴方向较长的典型香肠状特征形态，可能反映了食管腔侧的生长速度快（**图1a、b**）。有些肿瘤仅由这种特征性息肉形态组成，但也有些肿瘤从基底部到周围黏膜呈扁平状，表现出类似于扁平生长鳞状细胞癌的上皮内进展（碘染色呈不染）。在以鳞状细胞癌成分为主，只有一部分是肉瘤成分的情况下，肉眼不表现出典型的有蒂息肉样形态特征，很难与普通的鳞状细胞癌进行鉴别。

病理组织学特征

　　该肿瘤包括癌（鳞状细胞癌）成分和肉瘤成分。鳞状细胞癌成分呈现与普通鳞状细胞癌相同的病理组织学图像。肉瘤成分呈现多种多样的图像，包括梭形肿瘤细胞的密集增殖构成的情况，具有显著的细胞核大和细胞核不规则的多形性肿瘤细胞的情况和显示向软骨、骨和肌肉分化的情况等（**图1c、d**）。鳞状细胞癌成分和肉瘤成分可能以混合方式出现，也可能以边界清晰的区域性相邻。前一种情况下，在由显示增生旺盛的肉瘤成分组成的肿瘤块中，可以看到以岛状方式分布的鳞状细胞癌巢的图像。后一种情况下，鳞状细胞癌分布类似于通常在食管腔侧发现的鳞状细胞癌，而肉瘤成分分布在深侧。如果息肉状隆起具有从基底部延

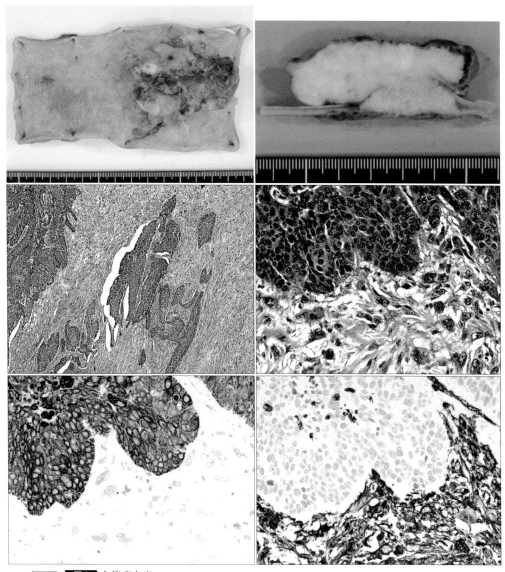

图1 食管癌肉瘤

a 食管次全切除术标本的肉眼图像。观察到在长轴方向具有长鳍样的隆起性病变。

b a的最大切面图像。它具有亚蒂的息肉状形态,基部较窄。

c 病理组织学图像(HE染色,低倍放大)。鳞状细胞癌成分和梭形肉瘤成分混合型肿瘤。鳞状细胞癌巢呈岛状分布在肉瘤样成分中。

d 鳞状细胞癌和肉瘤样成分之间的边界(HE染色,高倍增大)。肉瘤成分由具有显著核多形性的梭形细胞组成。

e 广谱细胞角蛋白(AE1/AE3)免疫染色(与d相同的位点)。鳞状细胞癌成分阳性,肉瘤成分阴性。

f Vimentin免疫染色。肉瘤成分阳性,鳞状细胞癌成分阴性。

伸到周边的平坦成分,鳞状细胞癌会扩散到该部位(与进展期食管癌的上皮内扩散相似)。

免疫组化特征

免疫组化方面,鳞状细胞癌的成分与平常相同,广谱细胞角蛋白如 AE1/AE3(**图1e**),

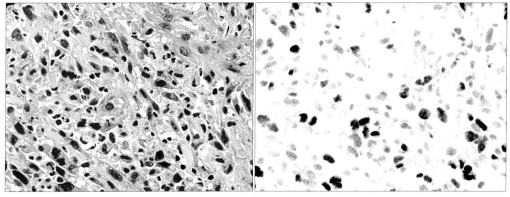

图2 食管癌肉瘤（肉瘤成分）的活检组织学图像

a HE染色（高倍放大）。观察到具有异型细胞核的梭形细胞。无法区分肉瘤成分和反应性间质增生。

b p53免疫染色。在异型细胞的细胞核中发现了强阳性图像。在本例中鳞状细胞癌成分也呈p53强阳性，该活检组织被判断为癌肉瘤的肉瘤成分。

皮标志物等均为阳性。另外，肉瘤成分通常对细胞角蛋白和鳞状上皮标志物呈阴性，而对Vimentin等间叶类标志物呈阳性（**图1f**）。向肌肉、软骨等分化时，分别对应的间叶系细胞的标志物为阳性。当p53在鳞状细胞癌成分中呈弥漫性强阳性时，它在肉瘤成分中也显示出类似的染色，这有助于区分反应性间质增生（**图2**）。

病理诊断（活检诊断）要点

在活检标本中，可以通过同时发现癌成分和肉瘤成分来做出明确诊断，但为此，需要采集的样本应包含足够数量的组织来评估这两种成分。在某些情况下，可能只采集了癌成分或肉瘤成分，尤其是前一种情况，病理诊断为鳞状细胞癌，而没有明确诊断癌肉瘤。后者也有可能被诊断为平滑肌肉瘤等间叶系肿瘤。如果从特征性的肉眼形态学怀疑为癌肉瘤，应从多个位置进行充足的活检，并应仔细检查两种成分的存在。内镜医生可告知病理医生通过内镜检查的结果对癌肉瘤的鉴别也很重要。活检标本通常难以与具有明显间质增生的鳞状细胞癌相鉴别，但如上所述，免疫染色能有所帮助。

参考文献

[1]日本食道学会（編）．臨床・病理 食道癌取扱い規約，第11版．金原出版，2015.

[2]有馬美和子、神津照雄、小出義雄、他．類骨形成を伴った食道の"いわゆる癌肉腫"の1例．胃と腸　30：1437-1444, 1995.

[3]Brown IS, Fujii S, Kawachi H, et al. Oesophageal squamous cell carcinoma NOS. The WHO Classification of Tumours Editorial Board（eds）. WHO Classification of Tumours, Digestive System Tumours, 5th ed. IARC press, Lyon, pp 48-53, 2019.

食管：恶性黑色素瘤

河内洋 [1]　　　中野薫

[1] がん研究会有明病院臨床病理センター病理部
〒 135-8550 東京都江東区有明 3 丁目 8-31
E-mail : hiroshi.kawachi@jfcr.or.jp

关键词　恶性黑色素瘤　色素性　无色素性　黑色素细胞　MelanA　HMB-45

概念/定义

　　食管恶性黑色素瘤是一种主要发生于食管鳞状上皮区的恶性非上皮性肿瘤，由具有黑色素细胞特征的肿瘤细胞增生组成。有一种理论认为它起源于散布在食管鳞状上皮中的黑色素细胞。从复层鳞状上皮基底侧的上皮内黑色素瘤（melanoma in situ），发展为向上皮下浸润形成肿块的浸润性黑色素瘤。黑色素生成明显的称为色素性恶性黑色素瘤，缺乏黑色素生成的称为无色素性恶性黑色素瘤。

肉眼特征

　　关于色调和肉眼形态的叙述。顾名思义，色素性恶性黑色素瘤以呈现黑色调为特征（**图1a**）。它呈现出与血肿形成所伴随的暗红色不同的清晰的黑色调，一眼就能判断为恶性黑色素瘤。另外，无色素性的情况与正常食管黏膜颜色相同（白色调），很难判断是否为恶性黑色素瘤（**图1b**）。关于肉眼形态，浸润性恶性黑色素瘤表面覆盖一层又薄又光滑的非肿瘤性鳞状上皮，上皮下可见实性瘤生长，因此多形成上皮下肿瘤（黏膜下肿瘤）的隆起。在上皮

内黑色素瘤的情况下，肉眼识别为黏膜上的黑色 / 褐色染色，边界不清，与周围非肿瘤区域的高度没有差异。

病理组织学特征

　　恶性黑色素瘤的肿瘤细胞表现出多种形态，病理组织学诊断有时很困难。典型的肿瘤是由具有大型核仁的类圆形细胞构成的，表现为没有间质介入的实性增生（**图1c、e**）。由于存在肉瘤样梭形细胞等非典型病例，因此需要仔细判断。在色素性恶性黑色素瘤中发现，在肿瘤细胞质内存在产生的相当于黑色素颗粒的棕褐色色素（**图1c**）。也可能观察到吞噬了释放到细胞外的黑色素颗粒的巨噬细胞（黑色素吞噬体）。在覆盖浸润病灶的鳞状上皮及周围鳞状上皮中，当发现恶性黑色素瘤细胞在鳞状上皮基底侧不规则排列生长时，称为上皮内黑色素瘤（**图1h**，又称交界活性）。与非肿瘤性黑色素细胞增生（黑色素沉积症）可能难以区分，要通过核异型的程度来判断。上皮内病变的存在，提示是食管原发。如果未发现上皮内病变，则应排除其他器官原发恶性黑色素瘤的转移性病变。

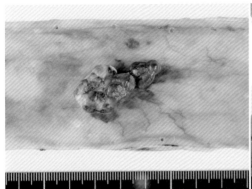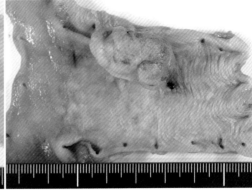

<table>
<tr><td>a</td><td>b</td></tr>
</table>

图1 食管恶性黑色素瘤
a 色素性恶性黑色素瘤的肉眼图像。可见黑色隆起性病变。附近黏膜可见黑色~褐色调的污点状病变。
b 无色素性恶性黑色素瘤的肉眼图像。可见白色~灰白色调的隆起性病变。不呈黑色调，仅凭肉眼很难诊断为恶性黑色素瘤。

免疫组化特征

在免疫组化中，黑色素细胞中呈阳性的S-100、HMB-45、MelanA、SOX10等在恶性黑色素瘤中也呈阳性，但敏感性和特异性因抗体而异（**图1d、f、g**）。S-100对神经系统肿瘤也呈阳性，特异性较低。HMB-45和MelanA被认为是特异性高的标志物。除恶性黑色素瘤外，SOX10在向肌上皮分化时（如部分基底细胞样鳞状细胞癌）呈阳性。恶性黑素瘤中这些标志物大多都呈阳性，但也有某一种呈现阴性或染色性低下的情况，因此需要通过多种标志物的组合进行评估。根据情况，作为鉴别对象的上皮性肿瘤的标志物（细胞角蛋白等），恶性淋巴瘤的标志物（CD45，CD20）等是否为阴性也要考虑确认。

在免疫染色中使用DAB（3,3'-二氨基联苯胺）显色时，由于阳性图像呈棕褐色，与肿瘤组织内的黑色素的辨别有困难，需要注意。在免疫染色结束时，通常用苏木精进行背景染色，通过使用Giemsa（吉姆萨）染色进行背景染色，黑色素会变成绿色调（称为异染性），这使得它很容易与棕褐色的免疫染色阳性图像区分开。使用DAB以外的显色底物（如呈现红色的碱性磷酸酶）也有助于将其与黑色素区别开。脱黑色素处理的有效性也是众所周知的。

病理诊断（活检诊断）要点

在活检标本中，除了特征性的细胞表现外，还可以通过识别黑色素颗粒来联想到恶性黑色素瘤。当黑色素颗粒丰富时诊断相对容易，但需要通过免疫染色来确认。当黑色素颗粒不明显或不存在时，仅通过细胞形态和增殖方式难以确诊，需与低分化型鳞状细胞癌、基底细胞样鳞状细胞癌、神经内分泌癌、恶性淋巴瘤、上皮样肉瘤等鉴别，且需要免疫染色确认。除了黑色素颗粒，出血后看到的含铁血黄素沉积也被认为是棕褐色色素，所以不要将含铁血黄素误认为黑色素颗粒。在不知如何鉴别时，可以选择铁染色（柏林蓝等）。含铁血黄素呈阳性，黑色素颗粒呈阴性）、Giemsa染色（黑色素颗粒因异染性而变绿），实行脱黑色素处理等。由于病理诊断对治疗方案的制定有很大的影响，因此在活检诊断中应仔细并确切地将其与其他组织学类型区分开来。

参考文献
[1]日本食道学会（编）. 临床·病理 食道癌取扱い规约，第11版. 金原出版，2015.
[2]Ohashi K, Kato Y, Kanno J, et al. Melanocytes and melanosis of the oesophagus in Japanese subjects—analysis of factors effecting their increase. Virchows Arch A Pathol Anat Histopathol 417: 137–143, 1990.
[3]小池盛雄. 食道メラノーシス. 胃と腸 31: 423, 1996.

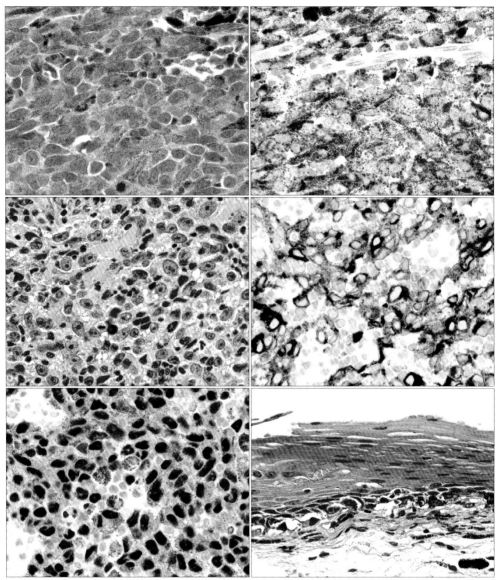

c	d
e	f
g	h

图1

c 色素性恶性黑色素瘤的病理组织学图像（HE染色，高倍放大）。具有大型核仁的肿瘤细胞密集增殖。在肿瘤细胞的胞浆中发现了许多黑色素颗粒。

d c的免疫染色（HMB-45）。进行Giemsa染色作为背景染色。黑色素变为绿色调（异染性），很容易与棕褐色免疫染色阳性图像区分开来。

e 无色素性恶性黑色素瘤的病理组织学图像（HE染色）。具有大型核仁的肿瘤细胞密集增生。无黑色素颗粒。与低分化型癌和恶性淋巴瘤的鉴别成为问题。

f e的免疫染色（MelanA）。苏木精染色作为背景染色。观察到棕褐色阳性图像。

g 针对色素性恶性黑色素瘤的SOX10免疫染色。背景染色采用了普通的苏木精染色。由于SOX10在细胞核内呈阳性，可以进行判断，但由于肿瘤细胞和巨噬细胞内的黑色素颗粒的存在而难以观察。

h 上皮内黑色素瘤。在鳞状上皮的基底侧发现具有明显核异型性的肿瘤性黑色素细胞。

c～h为同倍率拍摄。

食管：Barrett 食管腺癌

渡边 玄[1]

[1] 新潟県立がんセンター新潟病院病理診断科
〒 951–8566 新潟市中央区川岸町 2 丁目 15–3
E–mail：genmw@niigata–cc.jp

关键词　Barrett 食管　食管胃交界处　腺癌　异型增生　病理诊断

概念/定义，肿瘤的发生

它是一种源自 Barrett 黏膜（食管中从胃延续的柱状上皮黏膜）的癌（尤其是腺癌）。在欧美被认为是癌前病变的异型增生（Barrett 异型增生，腺体异型增生）或上皮内瘤变［腺上皮内瘤变（glandular intraepithelial neoplasia）］大部分在日本被诊断为高分化型腺癌，被归入 Barrett 食管癌［低级别异型增生对应低异型度上皮内高分化型腺癌（**图1**），高级别异型增生对应高异型度上皮内高分化型腺癌（**图2**）］。

关于 Barrett 黏膜的致癌途径，除了以肠型化生（intestinal metaplasia）黏膜为背景的肠型途径（intestinal pathway）之外，还提出了以胃型（贲门腺型）黏膜为背景的胃型途径（gastricpathway 或 non–intestinal pathway）的存在。

在病理组织学上很难确定存在于食管胃交界处的腺癌（食管胃交界处腺癌）的起源，即鉴别是源于 Barrett 黏膜（Barrett 食管癌）还是源于胃贲门黏膜（胃癌）。

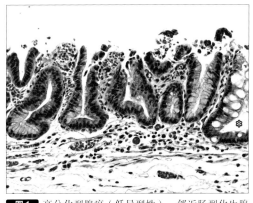

图1 高分化型腺癌（低异型性）。邻近肠型化生腺管（＊），认定轻度异型的肿瘤腺管。间质浸润不明显（×40）

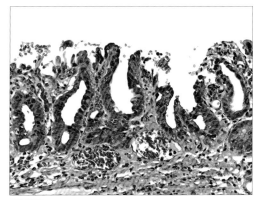

图2 高分化型腺癌（高异型性）。观察到具有高度细胞异型性的肿瘤腺管。间质浸润不明显（×40）

肉眼特征

pT1a-SMM 浸润深度病变多平坦，色调与周围黏膜基本一致，表面纹理变化不大，肉眼常难以诊断。pT1a-LPM 或浸润更深的病变出现凹凸不平、色调（褐色调）和表面纹理的变化（分叶、微绒毛、颗粒/结节），这些可以作为存在诊断及进展范围诊断的参考。

根据 Pech 等的研究，0-Ⅱb 型占 HGIN（高级别上皮内瘤变，相当于日本的 tub1 SMM 癌）的大部分（70%），但在黏膜内浸润癌和 SM 癌中降低，而 0-Ⅱa/Ⅱa+Ⅱc 型增加。

病理组织学特征

大多数 Barrett 食管癌是分化型腺癌（高分化或中分化，表现为管状或乳头状结构），未分化型腺癌（以低分化或印戒细胞癌）很少见。但是随着向深部的浸润，具有低分化成分的概率增加（**图3**）。

Barrett 黏膜的特征之一是黏膜肌层的双层结构〔黏膜深层（DMM）是原有的，而黏膜浅层（SMM）是新生的〕。尤其是肛侧，往往很难判断是原来的黏膜肌层（胃或食管都有可能）的损伤还是黏膜肌层双层结构。在无法确认黏膜肌层双层的情况下，浸润深度也难以确认，即使在同样的黏膜内癌（pT1a-DMM）病例中，浸润程度也因黏膜肌层双层的有无而有很大差异。

免疫组化和分子特征

与胃癌相似，通过免疫染色可分为胃型（gastric）、肠型（intestinal）、混合型（mixed）和裸型（null）。大多数表浅癌是胃肠混合型，但处于肿瘤发展早期阶段的小肿瘤中具有胃型特征的较多。在肿瘤内，胃型和肠型的表型不均匀，但肠型表型倾向于肿瘤口侧，胃型性状倾向于肿瘤肛侧。

根据癌基因组图谱（the cancer genome atlas，TCGA）研究网的全面分析，食管腺癌与

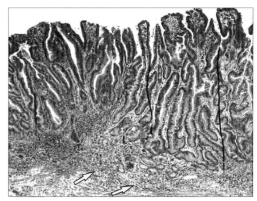

图3 具有低分化成分的分化型腺癌。黏膜表层为高分化腺癌，但在深层黏膜中发现中分化至低分化腺癌成分（黄色箭头，×10）。

CIN（chromosomal instability）亚型胃癌〔EBV（Epstein-Barr virus）阴性且 MSI（microsatellite instability）-high，与 SCNA（somatic copy-number aberrations）-high 的、TP53 变异、RTK-RAS 激活频率高〕有很强的相似性，两者不能明确区分。

病理诊断（活检诊断）要点

低异型度的上皮内高分化型腺癌（在欧美被称为低级别异型增生的病变）需要与反应性未成熟上皮（非肿瘤）进行鉴别，最好是由多位消化系统专科病理医生进行诊断。低异型度上皮内高分化型腺癌（或低级别异型增生）是用于确切的肿瘤性病变的术语，当与反应性未成熟上皮（非肿瘤）难以区分时，应考虑为 atypical glandularepithelium indefinite for neoplasia。肿瘤与非肿瘤的判别，是通过 HE 染色标本综合判断形态学所见（边界线形成、向表层分化和成熟、核异型性/极性紊乱、细胞质分化、炎性细胞浸润的有无及程度等）来进行的。p53 免疫染色可能有助于鉴别诊断〔异型腺管核中 p53 弥漫性强阳性（**图4**）或完全未染色（**图5**）提示肿瘤性病变〕。

在食管胃交界处的活检组织中发现的肿瘤（腺癌），其肿瘤本身不具有可靠区分食管腺癌（Barrett 食管癌）和胃癌（贲门癌）的特征。

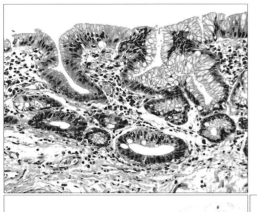

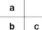

图4 异型腺上皮

a HE染色。

b Ki-67免疫染色。

c p53免疫染色。与非肿瘤腺管中p53阳性细胞出现模式不同［Ki-67阳性细胞出现区域散在（不连续）阳性细胞核，染色强度各不相同］，p53免疫染色呈连续强阳性，提示它是一个肿瘤性病变（×40）。

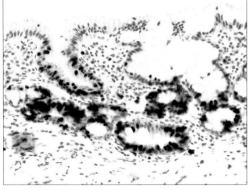

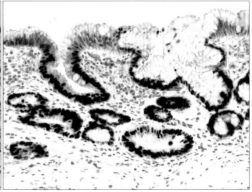

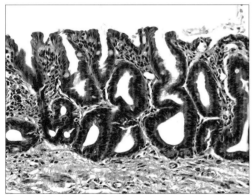

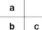

图5 异型腺上皮

a HE染色。

b Ki-67免疫染色。

c p53免疫染色。在异型腺管（包括Ki-67阳性细胞密集阳性的增殖区）中，p53免疫染色完全未染色，提示为肿瘤性病变（×40）。

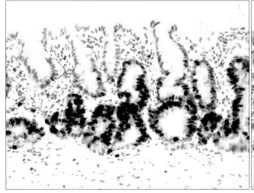

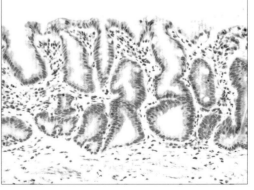

如果在肿瘤的背景组织（非肿瘤组织）中有表明食管起源的发现（食管腺导管、复层鳞状上皮），则考虑食管腺癌，但得到这些发现的情况很少，通常不能在病理组织学上相互区分。应通过内镜检查结果（有无 Barrett 黏膜、延长程度、胃黏膜萎缩程度）和活检采集部位（内镜检查位于 Barrett 食管内，还是胃贲门部）进行综合判断。

参考文献

[1]向所賢一、九嶋亮治、竹村しづき、他. Barrett食道癌の組織発生—人体病理と実験病理から. 胃と腸　46: 1861-1874, 2011.

[2]Khor TS, Alfaro EE, Ooi EM, et al. Divergent expression of MUC5AC, MUC6, MUC2, CD10, and CDX-2 in dysplasia and intramucosal adenocarcinomas with intestinal and foveolar morphology: Is this evidence of distinct gastric and intestinal pathways to carcinogenesis in Barrett esophagus? Am J Surg Pathol 36: 331-342, 2012.

[3]Demicco EG, Farris AB 3rd, Baba Y, et al. The dichotomy in carcinogenesis of the distal esophagus and esophagogastric junction: Intestinal-type vs cardiac-type mucosa-associated adenocarcinoma. Mod Pathol　24: 1177-1190, 2011.

[4]渡辺玄、味岡洋一、加藤卓、他. 食道胃接合部癌とBarrett食道癌の鑑別は必要か—病理の立場から. 胃と腸　52: 292-300, 2017.

[5]渡辺玄、味岡洋一、西倉健、他. 外科切除例からみた表在Barrett食道癌の進展範囲と深達度診断. 胃と腸　39: 1275-1286, 2004.

[6]Pech O, Gossner L, Manner H, et al. Prospective evaluation of the macroscopic types and location of early Barrett's neoplasia in 380 lesions. Endoscopy　39: 588-593, 2007.

[7]Watanabe G, Ajioka Y, Takeuchi M, et al. Intestinal metaplasia in Barrett's oesophagus may be an epiphenomenon rather than a preneoplastic condition, and CDX2-positive cardiac-type epithelium is associated with minute Barrett's tumour. Histopathology　66: 201-214, 2015.

[8]相田順子、石崎達郎、石渡俊行、他. 表在型Barrett食道癌の転移・再発危険因子—第72回食道色素研究会多施設アンケート調査から. 胃と腸　51: 1269-1282, 2016.

[9]Stolte M, Kirtil T, Oellig F, et al. The pattern of invasion of early carcinomas in Barrett's esophagus is dependent on the depth of infiltration. Pathol Res Pract　206; 300-304, 2010.

[10]河内洋、清水智樹、高松学、他. 表在型Barrett食道癌の病理学的特徴. 胃と腸　51: 1259-1268, 2016.

[11]渡辺玄、味岡洋一. Barrett食道の病理組織学的定義. 胃と腸　46: 1750-1761, 2011.

[12]日本食道学会（編）. 食道癌取扱い規約、第11版. 金原出版、2015.

[13]渡辺玄、三尾圭司、西田浩彰、他. Barrett食道腺癌の病理—発生母地はSCEか？　消内視鏡　32: 2020, in press.

[14]Cancer Genome Atlas Research Network. Integrated genomic characterization of oesophageal carcinoma. Nature　541: 169-175, 2017.

[15]Duits LC, Phoa KN, Curvers WL, et al. Barrett's oesophagus patients with low-grade dysplasia can be accurately risk-stratified after histological review by an expert pathology panel. Gut　64: 700-706, 2015.

[16]Keswani RN, Noffsinger A, Waxman I, et al. Clinical use of p53 in Barrett's esophagus. Cancer Epidemiol Biomarkers Prev 15: 1243-1249, 2006.

[17]Kaye PV, Ilyas M, Soomro I, et al. Dysplasia in Barrett's oesophagus: p53 immunostaining is more reproducible than haematoxylin and eosin diagnosis and improves overall reliability, while grading is poorly reproducible. Histopathology 69: 431-440, 2016.

[18]田久保海誉、相田順子、櫻井うらら、他. Barrett癌と胃噴門癌の組織学的鑑別. 臨外　68: 400-404, 2013.

胃：胃腺瘤 / 分化型腺癌

九嶋 亮治[1]

[1] 滋賀医科大学医学部病理学講座（附属病院病理診断科）〒 520-2192 大津市瀬田月輪町
E-mail : kushima@belle.shiga-med.ac.jp

■ 关键词 ■　幽门腺型腺瘤　小凹上皮型肿瘤　胃底腺（黏膜）型腺癌　息肉　胃型腺癌

概念/定义

　　胃型腺瘤在日本常指幽门腺型腺瘤（pyloricglandadenoma）。它是一种低度异型性肿瘤，主要由颈黏液细胞和幽门腺型腺管组成，表层分化为胃小凹型上皮细胞。胃型腺癌是指由胃固有上皮（胃小凹、胃底腺、幽门腺、贲门腺）分化明显的细胞组成的癌，提出了几个亚类。

　　在 WHO 分类中，浸润不明显的上皮肿瘤称为异型增生，而小凹型异型增生则考虑为胃型异型增生。此外，无论异型性如何，都将黏膜中的非浸润性上皮隆起性病变称为腺瘤，胃型腺瘤分为小凹型腺瘤、幽门腺型腺瘤和泌酸腺型腺瘤。

病理组织学特征

1. 幽门腺型腺瘤（pyloricglandadenoma；狭义的胃型腺瘤）

　　发生在胃底腺区域，常表现为光滑或粗糙的绒毛状、收缩状、隆起状病变，部分病例表现为颗粒状或结节状病变或内翻生长。组织学上，细胞质为中性至弱嗜酸性，细胞核呈小圆

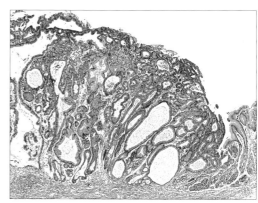

图1　幽门腺型腺瘤（狭义的胃腺瘤）。由具有透明细胞质的矮细胞组成的大小腺管密集增殖。背景是伴有慢性胃炎的胃底腺黏膜

形，有极性的细胞，密集排列成管状至小囊泡状，覆盖表层的细胞稍长（**图1**）。有时壁细胞也可能出现。在高度异型性区域腺窝上皮细胞的乳头状或绒毛状细胞明显的病例曾被报道为"幽门腺型腺瘤癌变"，但明确的浸润癌或进展期癌极为罕见。

2. 小凹上皮型癌

　　明显分化为胃小凹上皮的肿瘤，在黏膜内非浸润性病变（WHO 分类小凹型异型增生 / 腺瘤）中呈白色扁平隆起状病变，通常内镜极难

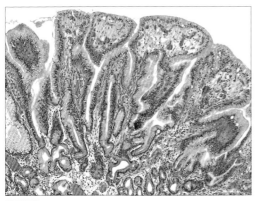

图2 胃小凹上皮型癌（草莓状息肉）。具有透明细胞质的高细胞乳头或管状增殖（肿瘤细胞对MUC5AC呈阳性）。背景是未感染幽门螺杆菌的胃底腺黏膜。根据WHO分类，诊断为小凹型腺瘤

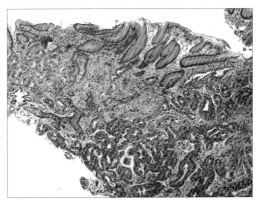

图3 胃底腺型腺癌。类似于胃底腺但显示具有边界性和异型性的不规则腺管增生。被覆的小凹上皮无异型性，为非肿瘤性（PG1、MUC6和H、K-ATPase阳性细胞的混合）

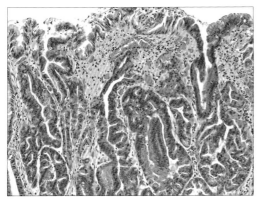

图4 胃底腺黏膜型腺癌。不仅观察到分化为主细胞和壁细胞的肿瘤细胞，还观察到表现出肿瘤异型性的胃小凹上皮型细胞（除PG1、MUC6和H、K-ATPase阳性细胞外，还观察到MUC5AC阳性细胞）

进行范围诊断。病理组织学上，具有透明黏液细胞质的高细胞以管状或乳头状增殖。核异型性各不相同，但当异型性程度较低时，很难与小凹上皮增生相区分。在 *H. pylori*（幽门螺杆菌）未感染黏膜上，作为草莓状息肉发生的小凹上皮型肿瘤（癌），不规则扩张的毛细血管与病变范围一致（**图2**）。

3. 胃底腺型腺癌、胃底腺黏膜型腺癌和胃幽门腺黏膜型腺癌

胃底腺型腺癌是在腺颈部以下，胃底腺型细胞（颈黏液细胞、主细胞、壁细胞）增生形

成不规则腺管（**图3**）的肿瘤，常表现为白色黏膜下肿瘤（submucosaltumor，SMT）样外观。发生在黏膜中的低度恶性度肿瘤在 WHO 分类中被称为泌酸腺型腺癌。在胃底腺型腺癌的基础上出现胃小凹上皮型细胞分化的肿瘤称为胃底腺黏膜型腺癌（**图4**）。除了 SMT 样变化外，还观察到边界性上皮性变化，这被认为是异型比胃底腺型腺癌更严重，恶性程度更高。不分化为胃底腺型细胞，胃小凹上皮型细胞和幽门腺型细胞在黏膜上层和深层分界明显的肿瘤有时称为胃幽门腺黏膜型腺癌。

4. 胃型腺癌（not otherwise specified，NOS）

这是一种不符合上述特征性病变的胃肿瘤（**图5a**）。边界可显示上述 1 ~ 3 的部分特征。如果以低异型性的形态向深层浸润可能会产生类似火山口的外观。

5. 良性息肉中的肿瘤

胃底腺息肉的表层部有时会发现轻度异型的胃小凹上皮型细胞，WHO 分类中称为"胃底腺息肉小凹型异型增生"，但极为罕见，再生异型被过度诊断的情况也很多。虽然有胃底腺息肉癌变和高度异型性增生病例报道，但未见明显浸润癌报道。胃小凹上皮型增生性息肉也极少会发生恶变（腺癌或异型增生）。

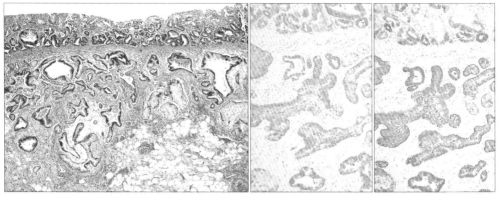

a b c **图5** 胃型腺癌（NOS）。一个肉眼上呈破火山口状外观的病例
a 它以类似于小凹上皮增生的低异型程度超高分化形态伴随深部纤维化浸润。
b、c 整体MUC5AC表达，显示了小凹上皮分化（b），但同时，除了最表层（c）之外，MUC6
也共同表达。

6. 家族性肿瘤

在家族性大肠腺瘤性息肉病和GAPPS（胃型腺癌和胃近端息肉病变）中，各种胃型肿瘤好发。

免疫组化特征/基因突变

1. 幽门腺型腺瘤（pyloricglandadenoma；狭义的胃型腺瘤）

除表层外均被MUC6染色。表面稍高的细胞被MUC5AC染色，但也可能在表层外发现MUC5AC阳性细胞。MUC5AC和MUC6在癌性病变（高级别异型增生区域）中都染色。此外，PG I（胃蛋白酶原 I）通常是共同染色的，而抗质子泵（H⁺/K⁺–ATPase）阳性的壁细胞很少混合。Ki-67阳性增殖细胞往往位于表层附近，也散见于深部。*GNAS*、*KRAS*和*APC*的突变频率高。

2. 小凹上皮型癌

可被MUC5AC染色。少量MUC2阳性细胞散在，深部可见MUC6阳性细胞。在这种情况下，严格来说，它被称为小凹上皮"优势"类型。Ki-67阳性增殖细胞区可能会扩大，并且可能在表层看到阳性细胞。已经有*APC*和*KRAS*的突变或错配修复蛋白缺陷的病例报道。一些机构正在进行对基因突变进一步研究。

3. 胃底腺型腺癌，胃底腺黏膜型腺癌和胃幽门腺黏膜型腺癌

在胃底腺型腺癌中，PG1和MUC6有不同程度的染色，散在有抗质子泵阳性的壁细胞。除此之外，在胃底腺黏膜型腺癌中，MUC5AC阳性的胃小凹上皮型细胞不仅存在于表层，还存在于肿瘤内部。虽然不像幽门腺型腺瘤频率那么高，但也有*GNAS*突变的情况。还发现*CTNNB1*、*AXINs*、*APC*和*KRAS*也有突变。胃幽门腺型腺癌在黏膜上部、下部分别有明显的胃小凹上皮型细胞（MUC5AC阳性）和幽门腺型细胞（MUC6或溶菌酶组阳性）表现，缺乏胃底腺型细胞的分化。

4. 胃型腺癌（NOS）

也有一些MUC5AC和MUC6阳性细胞呈区域性分布，它们不规则地表达并交叉染色（**图5b、c**）。

5. 良性息肉中的肿瘤

胃底腺息肉内显示肿瘤性异型部分的小凹上皮细胞MUC5AC呈阳性，Ki-67阳性细胞增多。高度异型时，出现MUC6的共同染色。增生性息肉的癌性病变除MUC5AC外，还混合了MUC6和MUC2阳性细胞，多为胃肠混合型。散发性胃底腺息肉及其癌变与*CTNNB1*突变有关。

6. 家族性肿瘤

家族性大肠腺瘤性息肉病和 GAPPS 表现出与上述散发性病变相似的表型，胃小凹上皮型癌、幽门腺型腺瘤和胃底腺息肉内肿瘤好发，与 *APC* 突变有关。

病理诊断（活检诊断）要点

胃型腺瘤和胃型腺癌缺乏细胞、结构异型，细胞质的色调也和周围的类似，因此在活检诊断上常常困难，病理总论中强调的 N/C 比（nuclear/cytoplasm ratio），很多情况下并不适用。此外，当肿瘤分化为胃小凹上皮时，肿瘤细胞也会表现出表层分化。但是，"通过肉眼观察"一定会存在"边界性"和"前沿"。为了"通过肉眼观察"，和（眼睛和技术好的）内镜医生的合作是很重要的，希望看到本书的医生们在病理诊断申请单上详细地写出内镜检查表现，鉴别诊断和希望事项。

Ki–67 和 p53 的免疫染色虽然没有什么作用，但是如果 p53 蛋白过度表达（表现为弥漫强阳性或表达缺失），并突显边界性，再加上多个额外的 HE 染色切片，则是有价值的，因此值得进行免疫染色。

另外，如果只看根据欧美的 WHO 分类的小标题直译诊断名的话，会与日本的诊断名产生背离。为了实现日本临床实践独立的发展和进步，有必要参考本文进行重新解读。

参考文献

[1]日本胃癌学会（編）. 胃癌取扱い規約，第15版. 金原出版，2017.
[2]九嶋亮治，松原亜季子，吉永繁高，他. 胃型腺腫の臨床病理学的特徴—内視鏡像，組織発生，遺伝子変異と癌化. 胃と腸 49: 1838–1849, 2014.
[3]九嶋亮治. 胃癌—病理学的分類: 日本における実践的な分類. 胃と腸 52: 15–26, 2017.
[4]田邊寛，岩下明德，池田圭祐，他. 胃底腺型胃癌の病理組織学的特徴. 胃と腸 50: 1469–1479, 2015.
[5]The WHO Classification of Tumours Editorial Board（eds）. WHO Classification of Tumours, Digestive System Tumours, 5th ed. IARC press, Lyon, 2019.
[6]Shibagaki K, Fukuyama C, Mikami H, et al. Gastric foveolar–type adenomas endoscopically showing a raspberry–like appearance in the Helicobacter pylori–uninfected stomach. Endosc Int Open 7: E784–791, 2019.
[7]Ueyama H, Yao T, Nakashima Y, et al. Gastric adenocarcinoma of fundic gland type（chief cell predominant type）: proposal for a new entity of gastric adenocarcinoma. Am J Surg Pathol 34: 609–619, 2010.
[8]Ushiku T, Kunita A, Kruoda R, et al. Oxyntic gland neoplasm of the stomach: expanding the spectrum and proposal of terminology. Mod Pathol 33: 206–216, 2020.
[9]Fukuda M, Ishigaki H, Ban H, et al. No transformation of a fundic gland polyp with dysplasia into invasive carcinoma after 14 years of follow–up in a proton pump inhibitor–treated patient: A case report. Pathol Int 68: 706–711, 2018.

胃：肠型腺瘤 / 分化型腺癌

藤原 美奈子[1]

[1] 九州医疗センター检查科病理・病理诊断科
〒810-8563 福冈市中央区地行浜 1 丁目 8-1
E-mail：fujiwara.minako.jf@mail.hosp.go.jp

关键词　管状腺瘤　分化型癌　肠型　p53　Ki-67

概念/定义

　　大多数肠型腺瘤是良性上皮肿瘤，边界清晰，是在与 *H. pylori*（幽门螺杆菌）感染相关的慢性萎缩性胃炎的背景下发生的，类似于肠上皮的肿瘤细胞以管状增生（**图1**，**图2**）。肿瘤细胞无浸润或侵入间质或脉管，无转移。肠型分化型癌是一种恶性上皮肿瘤，其中类似于肠上皮的肿瘤细胞主要以管状或部分乳头状增生，根据浸润或分化程度不同，常伴有间质和脉管浸润 / 侵袭，淋巴结转移。

肉眼特征

　　大多数肠型腺瘤肉眼可见隆起，多为白色至褐色且界限清晰的扁平隆起。不伴有糜烂或溃疡，肿瘤直径最大不超过 20 mm。也有病理组织学图像与隆起型的腺瘤差不多，但肉眼可见凹陷的腺瘤（**图2**），对于 20 mm 以下的小而浅的凹陷性病变，鉴别非常困难，所以要注意。

　　肠型分化型癌的肉眼图像根据浸润深度不同，可见不同的隆起和凹陷。在早期分化型癌中，很难与腺瘤区分，有许多边界不规则的发红、平坦或表浅的凹陷，但也有许多平坦隆起

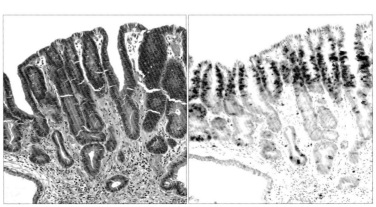

图1 低度异型性腺瘤
a HE染色（×20）。由嗜酸性细胞质和椭圆形深染细胞核的高柱状上皮组成的肿瘤腺管较密集增殖。腺管的形状几乎没有不规则之处。
b Ki-67染色（×20）。Ki-67阳性细胞局限于最外层稍下方的条带中。

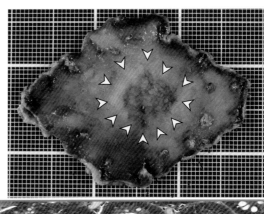

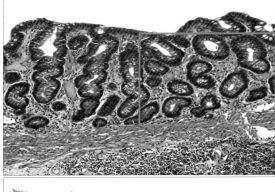

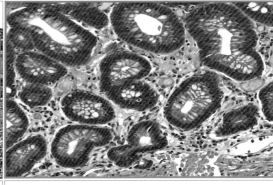

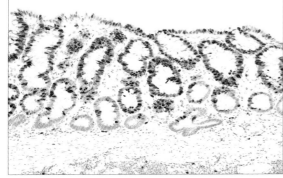

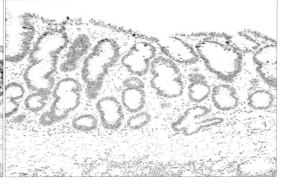

a	
b	c
d	e

图2 凹陷型腺瘤（从低度到高度的异型腺瘤）

a 内镜下黏膜下层剥离术（endoscopic submucosal dissection，ESD）标本固定后肉眼图像。黄色箭头表示病变。病变的大小为12 mm×12 mm。它是一个不规则的浅凹陷，边缘有须状延伸。在凹陷表面观察到不同大小的结节状隆起。

b HE染色（×10）。由嗜酸性细胞质、椭圆形深染细胞核的高柱状上皮组成的肿瘤腺管较密集增殖。混合杯状细胞。腺管略微迂曲，但很少有不规则之处。

c HE染色（×40，b的绿框部分）。杯状细胞均匀分布在肿瘤深层的腺管中，类似于大肠黏膜上皮。没有腺管融合的倾向。

d Ki-67染色（×10）。发现Ki-67阳性细胞几乎局限于从黏膜中部到表面的的宽条带中。

e p53染色（×10）。表层仅发现少数p53过表达细胞，肿瘤细胞总体上没有发现过表达。

型病变。

病理组织学特征

病理组织学上，肠型腺瘤是由小肠型高柱状上皮构成的大小一致、相对密集增生的管状腺管（图1、图2）。细胞质呈嗜酸性、细胞核细长，在基底膜上有规律地排列（保留细胞核极性），随着向表层发展，细胞核变圆、变小，证实有向表层分化的趋势。此外，还会出现刷状缘的吸收性上皮细胞、杯状细胞、Paneth 细胞和偶尔出现神经内分泌细胞。肿瘤腺管深部可能伴有囊性扩张的肿瘤性或非肿瘤性腺管，以前称为"两层结构"，被认为是腺瘤的特征，最近，诊断通常是通过更多关注细胞异型性而不是结构来进行的。

在作为"腺瘤"的这些组织学结构特征中，根据细胞核的表现和细胞核的极性分为"低度异型腺瘤"和"高度异型腺瘤"。在低度异型性腺瘤中，细胞向杯状细胞的分化得到很好的保持，细胞核的极性得以保留，但在高度异型性腺瘤中，向杯状细胞分化的能力降低，肿瘤细胞密度增加，细胞数量增加，核的复层化和极性的紊乱开始出现，但核的形状基本上是椭圆形的。

肠型分化型癌类似于腺瘤，具有嗜酸性胞质的高柱状上皮，存在大小不一的不规则腺管增生，部分呈乳头状或绒毛状结构，腺管呈不规则分支、融合。细胞核呈圆形、染色较深、远离基底膜呈不规则排列（发生核极性紊乱）。向表层核小型化等细胞分化趋势消失，细胞核呈圆形增大的未成熟肿瘤细胞从深层黏膜向表层均匀增殖。有时会混合具有杯状细胞和刷状缘的细胞，但混合 Paneth 细胞和神经内分泌细胞分化的细胞不像腺瘤那样常见。

与腺瘤类似，"分化型癌"根据细胞异型程度分为"低度异型癌"和"高度异型癌"。在低度异型癌中，核形不规则和核仁不那么明显，染色质均匀（图3），但在高度异型癌中，核形不规则明显，核仁大，染色质分布不均匀（图4）。

另外，"低度异型肠型分化型癌"还包括一种被称为"牵手／爬行"的癌，它由一种酷似刷状缘的小肠型吸收上皮构成，肿瘤细胞缺乏异型性，以黏膜中层为中心，与相邻脉管"手牵手"一样融合，在黏膜内横向生长。这种癌很难诊断，是活检诊断时要特别注意的病变。

免疫组化特征/基因异常

肠型腺瘤和分化型癌富含显示肠型黏液表型的 MUC2（杯状细胞标志物）和 CD10（小肠刷状缘标志物）阳性细胞，并结合其组织学特征，称为"肠型"。与大肠相似，APC 基因突变参与了肠型肿瘤的发生，再加上 KRAS、EREE2、ARID2 基因的突变和一些微卫星不稳定性等导致了癌变。

免疫组化染色未显示低度异型性肠型腺瘤中 p53 过表达，随着异型程度的增加，更容易发现 p53 过表达，而在低度异型腺瘤中，Ki-67 阳性细胞局限于表层稍下方呈条带状分布，但 Ki-67 阳性细胞在分化癌中位置不固定，而是弥漫或散布在整个肿瘤中。在日常诊断中判断是腺瘤还是腺癌存在困难时，使用 p53 和 Ki-67 免疫染色是很有用的。

病理诊断（活检诊断）要点

将低度异型的腺瘤诊断为 Group 3、adenoma（腺瘤），将高度异型的分化型癌诊断为 Group 5、adenocarcinoma（腺癌），并不困难。然而，区分高度异型腺瘤和低度异型分化型癌并不容易，钳取一部分组织，观察非垂直断面的活检，有时很难找到细胞分化的方向性，因此仔细观察核的形状、排列和极性变得很重要。如果核结果发现病变是肿瘤性病变，建议诊断为 Group 4、neoplasticlesion（肿瘤形成）。应该注意的是，低度异型分化型癌的活检组织，例如上面提到的"牵手／水平"癌，有时可以诊断为 Group 2、indefiniteforneoplasia（不确定的肿瘤形成）。如果有必要，可咨询消化系统专业的病理医生。

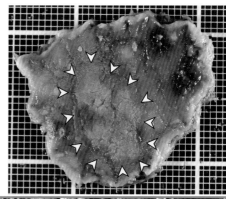

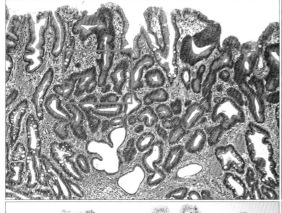
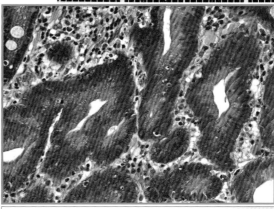

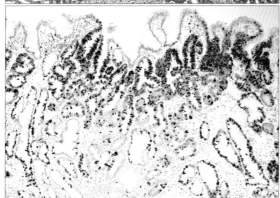
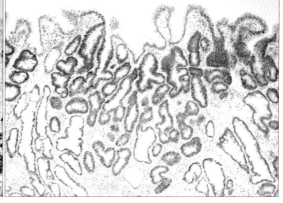

a	
b	c
d	e

图3 低度异型0-Ⅱa型癌

a ESD标本固定后的肉眼图像。黄色箭头表示病变。病变的大小为14 mm×11 mm。呈不规则、低矮的扁平隆起，表面呈大小不一的结节状至颗粒状。

b 由具有嗜酸性细胞质和圆形至椭圆形致密细胞核的高柱状上皮构成的肿瘤腺管比较密集地增殖。腺管有明显的弯曲和翻转，在表层有非肿瘤性上皮。

c HE染色（×40，**b**的绿框部分）。在肿瘤深层的腺管中，杯状细胞极度减少，腺管相互融合。

d Ki-67染色（×10）。除最表层外，Ki-67阳性细胞似乎局限于黏膜中层为中心的条带中，但散布在黏膜深层。

e p53染色（×10）。p53过表达细胞与Ki-67阳性细胞的区域大致相同，与Ki-67阳性细胞向黏膜深层分散存在的区域一致。

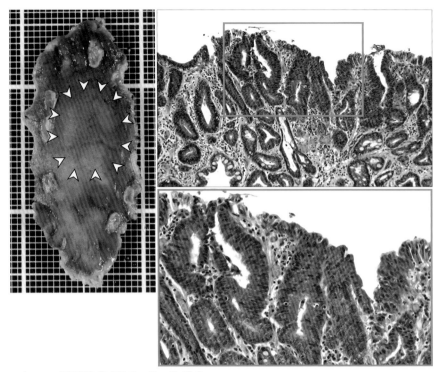

图4 高度异型0-Ⅱa+Ⅱc型癌。

a ESD标本固定后的肉眼图像。用黄色箭头表示病变。病变大小为10 mm×9 mm。在低矮的扁平隆起中可以看出不规则的凹陷。表面纹理看起来较均匀。

b HE染色（×20）。由嗜酸性细胞质和深染增大的类圆形细胞核的高柱状上皮组成的肿瘤腺管从黏膜中部向表面增殖。腺管形状不规则，未见杯状细胞或Paneth细胞。

c HE染色（×40，**b**的绿框部分）。细胞核呈类圆形、极性紊乱，即使在最表层，细胞核也依然增大，未观察到肿瘤细胞向表面分化。

参考文献

[1]日本胃癌学会（編）. 胃癌取扱い規約，第15版. 金原出版，pp 31-32, 2017.

[2]八木一芳. 隆起型胃腺腫，図説　胃と腸用語集2012. 胃と腸 47: 743, 2012.

[3]長浜孝. 陥凹型胃腺腫，図説　胃と腸用語集2012. 胃と腸 47: 744, 2012.

[4]丸山保彦. 早期胃癌，図説　胃と腸用語集2012. 胃と腸 47: 745, 2012.

[5]具嶋亮介，八尾隆史. 胃腺腫と分化型癌との病理学的鑑別—腸型腺腫. 胃と腸 49: 1827-1836, 2014.

[6]九嶋亮治. 胃腺腫の診断と治療. 病理と臨 34: 932-939, 2016.

[7]海崎泰治. 低異型度胃癌. 病理と臨 34: 940-945, 2016.

[8]Lim CH, Cho YK, Kim SW, et al. The chronological sequence of somatic mutations in early gastric carcinogenesis inferred from multiregion sequencing of gastric adenomas. Oncotarget 28: 39758-39767, 2016.

[9]Oya M, Yao T, Tsuneyoshi M. Expressions of cell-cycle regulatory gene products in conventional gastric adenomas; possible immunohistochemical markers of malignant transformation. Hum Pathol 31: 279-287, 2000.

胃：印戒细胞癌

永冢 真[1]　　　杉本 亮　　　藤田 泰子
鸟谷 洋右[2]　　松本 主之　　菅井 有[1]

[1] 岩手医科大学医学部病理诊断学讲座
〒 028-3695 岩手県紫波郡矢巾町医大通 2 丁目
1-1　E-mail : tsugai@iwate-med.ac.jp
[2] 同　内科学讲座消化器内科消化管分野

关键词　印戒细胞癌　未分化癌　E-cadherin 突变

概念/定义、肿瘤的发生

　　胃癌的组织学类型在日本大致分为分化型和未分化型，在欧美分为肠型和弥漫型。分化型和未分化型的区别在于形成腺管的癌是分化型，缺乏腺管形成的癌是未分化型，分化型是从肠上皮化生的黏膜发展而来的，未分化型被认为起源于黏膜固有层腺颈增殖带。然而，对于前者，并没有从肠上皮化生腺管直接观察到癌腺管出芽的报道。病理组织学上的分化型包括管状腺癌（tubular adenocarcinoma，tub）、乳头状腺癌（papillary adenocarcinoma，pap）、未分化型包括低分化型腺癌（poorly differentiated adenocarcinoma，por）、印戒细胞癌（signet-ringcell carcinoma，sig）以及黏液腺癌（mucinous adenocarcinoma，muc）。在未分化型癌中，印戒细胞癌在病理组织学上是指由癌细胞内储存黏液的印戒细胞构成的腺癌。未观察到腺腔形成，病理组织学图像典型，细胞内黏液丰富，细胞核被排挤在细胞边缘。有报道称，印戒细胞癌的预后在癌早期与非印戒细胞癌没有区别，但在晚期癌中预后较差。作

为预后不良的主要原因，印戒细胞癌在早期癌阶段通常呈扁平或凹陷的肉眼形态，由于病变的识别困难，早期发现较难。如果继续发展，很多情况下会被发现为硬质胃癌。在这种情况下，会出现淋巴结转移、腹膜播散、癌性淋巴管症、Krukenberg 瘤等导致预后不良。

　　其分子机制是，青年期多发的印戒细胞癌被认定为家族内聚集的遗传性弥漫性胃癌（hereditarydiffusegastriccancer，HDGC）中 CDH1 基因的胚系突变导致 E-cadherin（E- 钙黏蛋白）功能障碍。另外，在散发性印戒细胞癌中，观察到 E-cadherin 启动子区域的高甲基化，但癌相关基因（如 APC 和 TP53 基因）的突变、微卫星区域的异常和染色体等位基因失衡（allelicimbalance，AI）很少见。最近，RhoA 基因的突变也被认为是一种特征。

肉眼特征

　　在早期癌中，肉眼可见的多为表面平坦型（0-Ⅱb 型）和表面凹陷型（0-Ⅱc 型）。白光下内镜观察，常被识别为断崖状边缘的褪色调凹陷（**图 1a、b**），在凹陷的内部，发现

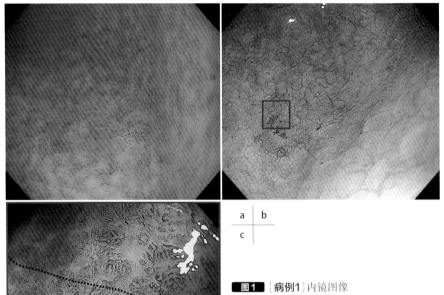

图1 ［病例1］内镜图像

a 白光图像。观察到与背景黏膜颜色相同的先前医生施行活检的瘢痕。

b 靛胭脂染色图像。与白光观察相比，观察到清晰的凹陷表面。

c NBI放大图像（b中红框的放大图像）。观察到表面结构的消失和异常的血管。虚线是设想标本的切割面部分。

非肿瘤性黏膜的岛状残留。黏膜皱襞变窄和断裂也是特征。它在黏膜内进展范围很难诊断。虽然很少见，但已经报告了显示隆起类型的病例。随着癌浸润的进展，伴有高度纤维增生（结缔组织增生），多肉眼表现为僵硬的Borrmann 3型和4型。

病理组织学特征

典型的病理组织学图像是其中癌细胞中的黏液丰富并且细胞核被挤压在细胞边缘的组织学图像（**图2a、b**）。在某些情况下，细胞核轻度的分布不均，细胞质呈嗜酸性，或在细胞内形成微腔，腔内含有黏液物质。如上所述，未分化型癌起源于腺颈部增殖带，所以在黏膜内癌的情况下，癌可能会随着从黏膜中层爬行到深层而横向发展。在病理诊断中，重要的是通过低倍放大图像识别从黏膜中层到深层呈带状生长的癌细胞。

特殊染色和免疫组化染色的特点

由于印戒细胞癌中的黏液物质含有多糖，因此显示PAS（高碘酸–希夫）反应阳性，有助于诊断。尽管对印戒细胞癌的黏液表型尚无共识，但有报道称，MUC2和CDX-2表达的增加与肿瘤直径和浸润深度相关，可导致预后不良。在未分化型癌中，印戒细胞癌的MUC2和TFF3（三叶因子3）的阳性表达率明显高于低分化型腺癌，表明未分化型癌中印戒细胞癌和低分化型腺癌在形态以外的特性上有明显差异。

病理诊断（活检诊断）要点

1. 与黄色瘤的鉴别

黄色瘤细胞是含有均匀细小脂质颗粒的细胞。虽然核受挤压倾向较轻，但也有活检时难以与印戒细胞癌鉴别的病例。细胞角蛋白的免

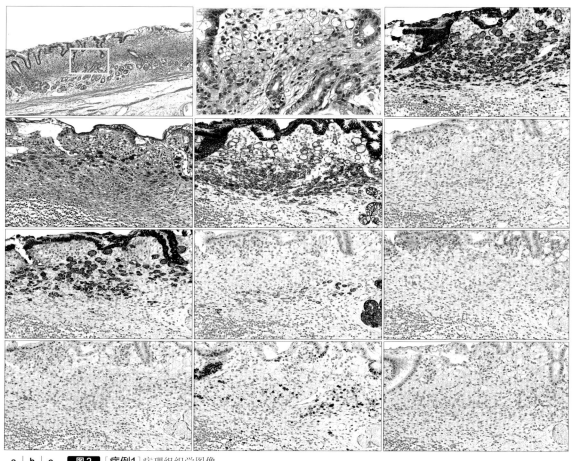

a	b	c
d	e	f
g	h	i
j	k	l

图2 ［病例1］病理组织学图像

a 低倍放大图像。胃底腺的萎缩背景中，在黏膜表面观察到一条肿瘤细胞增殖带。

b 高倍放大图像（**a**中黄色框的放大图像）。在黏膜表面发现含有黏液和细胞核分布不均匀的印戒细胞。从黏膜中层到深层缺乏细胞核分布不均表现，可见嗜酸性细胞质的异型细胞弥漫性增殖。

c～l 免疫组化染色。AE1/AE3阳性（**c**），PAS反应阳性（**d**），E-cadherin表达不减弱（**e**），MUC2阴性（**f**），MUC5AC阳性（**g**），MUC6阳性（**h**），CD10阴性（**i**），CDX-2阴性（**j**），Ki-67部分阳性（**k**），TP53阴性（**l**）。

疫染色在印戒细胞癌中呈阳性，对鉴别有用。

2. 与低分化型腺癌的鉴别

胃癌处理规约和 WHO 分类 15 虽然对于在癌细胞中发现多大程度黏液含量和核受挤压来诊断印戒细胞癌没有明确的定义，但细胞核受黏液挤压至边缘图像被定义为印戒细胞癌，在实践中是有用的。常与癌细胞呈巢状、索状、弥漫性浸润的非实性型低分化型腺癌（non-solidtype，por2）混合，可观察到过渡图像。

3. 与肉芽组织的区别

溃疡底部的肉芽组织中存在印戒细胞，在分辨是癌还是毛细血管或肌纤维母细胞的断面时，细胞角蛋白和波形蛋白等染色是有用的。

内镜活检时，尤其是部分早期癌印戒细胞癌可从黏膜中层向深层横向生长。这时可能难以诊断病变的范围。

病例

［病例1］ 40多岁，女性。

现病史：X-7 年上消化道内镜（esophagogastroduodenoscopy，EGD）发现鸡皮样胃炎，行根除 *H. pylori*（幽门螺杆菌）治疗。

此后，每年都进行 EGD 随访。在 X 年，随访 EGD 显示胃窦部有一个凹陷的病变（0- Ⅱ c 型病变），同一部位的活检显示 Group 5（印戒细胞癌）。为进一步检查，转诊至本院消化内科。

EGD 观察结果　在白光下观察发现由先前医生执行活检的瘢痕，其色调与背景黏膜相同。充气交换良好（**图1a**），与白光观察相比，通过喷洒靛蓝胭脂红可以清楚地识别出凹陷表面（**图1b**）。窄带成像（narrow band imaging，NBI）放大观察（**图1b**红框放大图）显示表面结构消失和异常血管形成（**图1c**）。基于以上情况，怀疑黏膜印戒细胞癌，行内镜下黏膜下层剥离术（endoscopic submucosal dissection，ESD）。

病理组织学发现　低倍放大图像中，在胃底腺萎缩的背景下，在黏膜表面观察到肿瘤细胞的带状增殖（**图2a**）。在高倍放大的图像中发现在黏膜表层具有黏液且核不均匀分布的印戒细胞。黏膜中层到深层缺乏细胞核分布不均，细胞质呈嗜酸性的异型细胞弥漫性增殖，诊断为印戒细胞癌（**图2b**）。肿瘤浸润深度为黏膜内无明显脉管受侵，切缘呈阴性。免疫组化染色显示 AE1/AE3 阳性（**图2c**），PAS 反应阳性（**图2d**），E-cadherin 表达不减弱（**图2e**），MUC2 阴性（**图2f**），MUC5AC 阳性（**图2g**），MUC6 阳性（**图2h**），CD10 阴性（**图2i**），CDX-2 阴性（**图2j**），Ki-67 部分阳性（**图2k**），TP53 阴性（**图2l**）。

参考文献

[1]日本胃癌学会（編）. 胃癌取扱い規約，第15版. 金原出版，2017.

[2]Nakamura K, Sugano H, Takagi K. Carcinoma of the stomach in incipient phase: its histogenesis and histological appearances. Gan 59: 251–258, 1968.

[3]Lauren P. The two histological main types of gastric carcinoma: diffuse and so-called intestinal-type carcinoma. An attempt at a histo-clinical classification. Acta Pathol Microbiol Scand 64: 31–49, 1965.

[4]Ha TK, An JY, Youn HK, et al. Indication for endoscopic mucosal resection in early signet ring cell gastric cancer. Ann Surg Oncol 15: 508–513, 2008.

[5]Kim JP, Kim SC, Yang HK. Prognostic significance of signet ring cell carcinoma of the stomach. Surg Oncol 3: 221–227, 1994.

[6]Duarte I, Llanos O. Patterns of metastases in intestinal and diffuse types of carcinoma of the stomach. Hum Pathol 12: 237–242, 1981.

[7]Guilford PJ, Hopkins JB, Grady WM, et al. E-cadherin germline mutations define an inherited cancer syndrome dominated by diffuse gastric cancer. Hum Mutat 14: 249–255, 1999.

[8]Tamura G, Sato K, Akiyama S, at al. Molecular characterization of undifferentiated-type gastric carcinoma. Lab Invest 81: 593–598, 2001.

[9]Kakiuchi M, Nishizawa T, Ueda H, et al. Recurrent gain-of-function mutations of RHOA in diffuse-type gastric carcinoma. Nat Genet 46: 583–587, 2014.

[10]松田彰郎，西俣嘉人，新原亨，他. 未分化型混在早期胃癌の臨床的特徴と問題点—通常内視鏡診断を中心に. 胃と腸 42: 1615–1624, 2007.

[11]望月剛，成澤林太郎，本間照，他. 内視鏡の粘膜切除術により治療しえた粘膜下腫瘍様形態を呈した胃粘膜内印環細胞癌の1例. 胃と腸 30: 807–813, 1995.

[12]中村恭一，菅野晴夫，杉山憲義，他. 胃硬癌の臨床的ならびに病理組織学的の所見. 胃と腸 11: 1275–1284, 1976.

[13]Tian MM, Zhao AL, Li ZW, et al. Phenotypic classification of gastric signet ring cell carcinoma and its relationship with clinicopathologic parameters and prognosis. World J Gastroenterol 13: 3189–3198, 2007.

[14]Fujimoto A, Ishikawa Y, Ishii T, at al. Differences between gastric signet-ring cell carcinoma and poorly differentiated adenocarcinoma: A comparison of histopathologic features determined by mucin core protein and trefoil factor family peptide immunohistochemistry. Pathol Int 67: 398–403, 2017.

[15]Carneiro F, Fukayama M, Grabsch HI, et al. Gastric adenocarcinoma. WHO Classification of Tumours, Digestive System Tumours, 5th ed. IARC press, Lyon, pp 85–95, 2019.

胃：实性型和非实性型低分化型腺癌

六反 启文[1]　　　牛久 哲男[1][2]

[1] 東京大学医学部附属病院病理部
[2] 東京大学大学院医学系研究科人体病理学・
　　病理诊断学
　　〒 113-8655 東京都文京区本郷 7 丁目 3-1
　　E-mail：rokutann-tky@umin.ac.jp

关键词　低分化型腺癌　实性　非实性　微卫星不稳定性

概念/定义

　　缺乏腺腔或几乎没有腺腔形成的腺癌称为低分化型腺癌（por）。低分化型腺癌大致分为实性型低分化型腺癌（por1）和非实性型低分化型腺癌（por2），由于它们的组织发生、基因组异常和生物学行为不同，所以需要区分。

　　被发现为微小癌的癌组织学类型只有印戒细胞癌（sig）或高分化型管状腺癌，在发生初期基本上没有 por1 或 por2 癌。一般而言，por1由管状腺癌和乳头状腺癌转化而来，与这些分化型癌一样，主要发生于老年人肠上皮化生的萎缩性黏膜，形成 2 型病变，常引起静脉侵犯，出现血行转移，如肝转移。而 por2 主要由 sig或其他组织学类型转化而来，不仅发生在老年人的萎缩性黏膜中，也发生在年轻人无肠化生的黏膜中，引起 3 型和 4 型病变。容易发生淋巴转移和腹膜播散。

　　表 1 显示了日本胃癌处理规约分类中低分化型腺癌（por1、por2）与其他主要组织学分类方法之间的对应关系。与 WHO 分类一致，por1 包含在低分化（实性）型管状腺癌中，分

表1　规约分类与其他主要分类法的对比

规约分类	低分化型腺癌（por）	
	实性（por1）	非实性（por2）
WHO分类	低分化（实性）型管状腺癌（高级别）	低黏附性癌（非印戒细胞型）
中村分类	未分化型	
Laurén分类	肠型或不确定型	弥漫型

级为高级别。而 por2 对应于低黏附性癌（非印戒细胞型）。在分化型和未分化型 2 个分类（中村分类）中，以及内镜治疗的指征标准中，por1 和 por2 都被归类为未分化型。在 Laurén分类中，por1 属于肠型（或不确定型），por2与 sig 一起归类为弥漫型。需要注意的是，中村分类和 Laurén 分类可能会混淆，有时出现将por1 分类为弥漫型的错误。很多特殊型胃癌都是以实性生长为基础的，在 por1 的诊断中需要排除特殊类型。

肉眼特征

1. por1

　　通常形成界限清晰的髓样肿块，晚期癌表

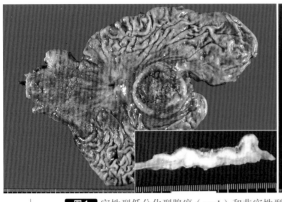
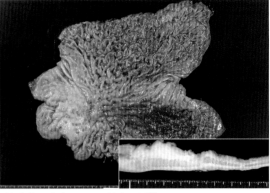

a | b **图1** 实性型低分化型腺癌（por1）和非实性型低分化型腺癌（por2）的肉眼图像

a 出现2型病变的por1胃癌示例。插图显示了界限明确的实性生长。

b 4型病变呈现的por2胃癌示例。插图显示的增厚壁内纤维化伴有肿瘤浸润。

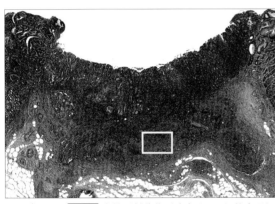
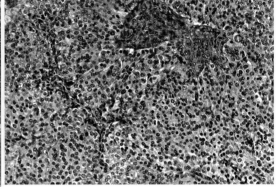

a | b **图2** 实性型低分化型腺癌（por1）的病理组织学图像

a 放大图像。表层可见管状腺癌成分，深部已转变为por1。

b 深部的por1成分放大图像（a中的黄色框）。呈现细胞巢状增殖，有纤细的血管性间质伴随。

现为相对完整环堤的 2 型病变（**图1a**）。即使从黏膜表面看像是 3 型，但它通常是一个在切面上有清晰边界的病变。与其他组织类型相比，纤维化间质增生较少，因此较少有硬化和变形的趋势。

2. por2

在晚期癌中，会形成 3 型或 4 型病变。所谓的硬质胃癌和 LP 型胃癌主要是这种组织学类型（或与 sig 混合）。切面有丰富的纤维组织增生，反映浸润性生长模式，壁肥厚，肥厚的肌层内可见癌细胞呈条纹状浸润（**图1b**）。

病理组织学特征

1. por1

癌细胞呈细胞巢状、索状、铺路石状排列，实性增殖。肿瘤细胞巢间有纤细的血管结缔组织伴随，但纤维性间质增生较少。肿瘤细胞巢内腺泡状结构和微小腺腔结构也经常混合在一起，有时也能看到细胞质内腺腔和印戒细胞等含有黏液的肿瘤细胞。如前所述，在 por1 肿瘤内，特别是黏膜内成分中伴有管状腺癌和乳头状腺癌成分的例子很多（**图2**）。通常浸润前沿区是界限清晰的，并显示出 INFa 模式。肿瘤间质的炎性细胞浸润多种多样，尤其是肿瘤细胞巢内外淋巴细胞浸润的病例，需要考虑 EBV

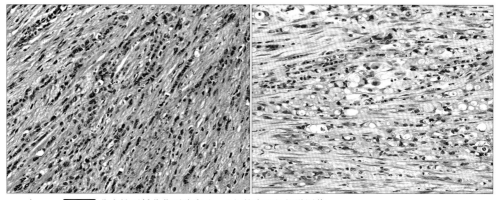

图3 非实性型低分化型腺癌（por2）的病理组织学图像
a 具有深染增大细胞核的癌细胞显示出索状和散在增殖，并伴有大量纤维性间质增生。
b 癌细胞以类似索状和散在的方式增殖，包括印戒细胞。

（Epstein-Barrvirus）相关胃癌和微卫星不稳定性胃癌的可能性。

2. por2

癌细胞呈孤细胞性、小巢状、索状，弥漫性浸润，通常伴有丰富的纤维性间质增生（**图3a**）。在某些情况下，它广泛而稀疏地浸润于浆膜下疏松结缔组织和脂肪组织，而不伴有纤维化等组织反应，这时肉眼很难诊断范围，需要注意切缘评价。大多数情况下，肿瘤在黏膜下的浸润范围比黏膜内病变的范围更广。

同一肿瘤内经常有sig等其他组织型成分混合（**图3b**）。规约分类中建议对各成分按照优势顺序进行排列（例：por2 > sig > tub2）。尤其是por2，在与sig连续移行时，如何划出por2和sig的界线存在争议。例如，在黏膜内sig的一部分中，可以看到由表层侧富含细胞内黏液的典型印戒细胞和深层缺乏细胞内黏液和高N/C比的细胞组成的层状结构。对于这种胃癌，包括作者在内的很多病理医生都将其称为sig，而在西欧群体中，只有典型的印戒细胞部分称为sig，将整体诊断为sig和por2（非印戒低黏附性癌）混合型。由于有报道称典型印戒细胞的比例与患者预后等肿瘤恶性程度相关，因此sig和por2诊断标准的统一也是未来研究的一个课题。

基因组异常/免疫组化特征

据报道，微卫星不稳定性癌的发生率在por1中较高（51.6%），而在por2中则较低（4.5%）。很少有大规模、全面的基因组分析研究单独评估por1。

por2在Laurén分类中常与sig一起分类为弥漫型，但在弥漫型胃癌中，除了 *TP53* 突变外，*CDH1* 体细胞突变、*RHOA* 体细胞突变、*CLDN18-ARHGAPs* 融合基因也比较常见。缺少以HER2为首的可能成为治疗靶点的激酶异常。低分化型腺癌的诊断通常不需要免疫染色，但如果如后所述需要排除特殊型胃癌时，则根据需要进行额外的评估。

病理诊断与鉴别诊断要点

低分化型腺癌在黏膜内癌时通常缺乏间质增生和反应，而在黏膜下浸润时，por1和por2的特征才更加明显。由于por1和por2的分类需要评估黏膜下受侵区域的生长模式，因此原则上不适用于黏膜内癌，在这种情况下，简单地诊断为低分化型腺癌（por）。即使对于晚期癌，如果黏膜下浸润图像不能通过黏膜活检充分评估并且难以区分por1和por2时，则将其归类为"por"。然而，有许多病例可以根据内镜检查结果和共存的组织学类型进行推断。

低分化型腺癌常常作为部分图像混合在分化型癌中，这种情况下即使分化型癌占优势，也应该明确指出低分化型腺癌混合在一起。据报道，在早期癌中，这种混合型癌与纯粹的分化型、未分化型癌相比，血管侵犯阳性率和淋巴结转移阳性率更高。尤其是在内镜下切除的标本中，当分化型优势癌中混有部分低分化型腺癌时，需要确定低分化型腺癌成分的直径和部位（是黏膜内还是黏膜下层），判断是否应该进行适应性扩大切除治疗。

鉴别诊断包括特殊型胃癌、转移癌和非上皮性肿瘤等。特别是，由于大多数特殊型胃癌是以实性生长为基础的，当看到实性模式的癌时，不能立即诊断出 por1，而是意识到有无特殊型胃癌的特征并在必要进一步观察时，需要通过加入免疫染色排除特殊型胃癌。表2 总结了主要组织学类型和有用的诊断标志物。特别是神经内分泌细胞癌、肝样腺癌、恶性程度更高的未分化型癌等组织学类型，如有怀疑，应加免疫染色确诊。淋巴细胞浸润癌在《胃癌处理规约 第13版》中被归类为 por1，因为它显示出实性的生长模式，其中大多数是 EBV 相关的胃癌，由于它具有与 por1 不同的特点，如患者预后较好，早期癌淋巴结转移少见，因此从第14版开始独立为特殊类型。显示与 por1 相似的病理组织学特征的肿瘤包括恶性淋巴瘤、上皮样型 GIST（胃肠道间质瘤）、恶性黑色素瘤和显示实体结构的转移性癌。在活检中，仅凭 HE 染色图像有时难以鉴别，因此重要的是根据内镜检查结果、临床特征、病史等怀疑可能性，通过包括免疫染色在内确认诊断。

por2 与恶性淋巴瘤和转移性癌的鉴别是一个问题。特别是已知乳腺癌中小叶癌比较容易转移到胃部，其病理组织学图像与 por2 和 sig 非常相似，内镜图像也形成 4 型弥漫性胃癌样病变，因此有时会被误认为是原发性胃癌。为了正确地诊断，乳腺癌的治疗经历等临床信息

表2 特殊型胃癌（实性型低分化型腺癌）的鉴别诊断

组织型	对诊断有用的标志物
神经内分泌细胞癌	嗜铬粒蛋白A，突触素，CD56
肝样腺癌	AFP，SALL4，glypican-3
未分化型癌	SMARCA2，SMARCA4，SMARCB1，波形蛋白
淋巴细胞浸润癌	EBER-ISH，MLH1
鳞状细胞癌/腺鳞状细胞癌	p40，p63

是不可或缺的。此外，由于 por2 在间质中显示出稀疏的散在浸润，因此与非肿瘤细胞（如成纤维细胞和组织细胞）的鉴别有时会成为一个问题。对晚期癌进行术中冷冻切片的断端评价，有时判断非常困难。如果可行，进行细胞角蛋白的术中快速免疫染色，确认癌细胞的阳性图像，有助于明确诊断。

参考文献

[1]日本胃癌学会（编）. 胃癌取扱い規約，第15版. 金原出版，2017.

[2]The WHO Classification of Tumours Editorial Board（eds）. WHO Classification of Tumours, Digestive System Tumours, 5th ed. IARC press, Lyon, 2019.

[3]Mariette C, Carneiro F, Grabsch HI, et al. Consensus on the pathological definition and classification of poorly cohesive gastric carcinoma. Gastric Cancer 22: 1–9, 2019.

[4]Kwon CH, Kim YK, Lee S, et al. Gastric poorly cohesive carcinoma: a correlative study of mutational signatures and prognostic significance based on histopathological subtypes. Histopathology 72: 556–568, 2018.

[5]Arai T, Matsuda Y, Aida J, et al. Solid-type poorly differentiated adenocarcinoma of the stomach: clinicopathological and molecular characteristics and histogenesis. Gastric Cancer 22: 314–322, 2019.

[6]Kakiuchi M, Nishizawa T, Ueda H, et al. Recurrent gain-of-function mutations of RHOA in diffuse-type gastric carcinoma. Nat Genet 46: 583–587, 2014.

[7]Cancer Genome Atlas Research Network. Comprehensive molecular characterization of gastric adenocarcinoma. Nature 513: 202–209, 2014.

[8]Min BH, Kim KM, Park CK, et al. Outcomes of endoscopic submucosal dissection for differentiated-type early gastric cancer with histologic heterogeneity. Gastric Cancer 18: 618–626, 2015.

[9]Hanaoka N, Tanabe S, Mikami T, et al. Mixed-histologic-type submucosal invasive gastric cancer as a risk factor for lymph node metastasis: feasibility of endoscopic submucosal dissection. Endoscopy 41: 427–432, 2009.

胃：Epstein–Barr 病毒相关胃癌

海崎 泰治[1]

[1] 福井县立病院病理诊断科
〒910–8526 福井市四ツ井 2 丁目 –8–1
E–mail：y–kaizaki–4a@pref.fukui.lg.jp

关键词　Epstein–Barr 相关胃癌

概念/定义

EBV（Epstein–Barr virus）是一种疱疹病毒，很多日本人都潜伏感染。众所周知，它是鼻咽癌和恶性淋巴瘤等恶性肿瘤的致病病毒，5%～10% 的胃癌中，确认了 EBV 在癌细胞中潜伏感染，被称为 EBV 相关胃癌。

70%～80% 的 EBV 相关胃癌以淋巴细胞浸润癌的形式存在，通过检测淋巴细胞浸润癌中的 EBV 感染进行研究。临床病理以男性为主（约 4：1），发病年龄通常在 60 岁出头，比正常胃癌发病年龄略年轻。发生部位多在胃的近端。多发病例很多，不仅有同时多发病例，也有 EBV 相关胃癌切除后残胃癌的病例。在残胃癌中，尤其以 Billroth Ⅱ法重建的吻合口发生的频率高，常以吻合口息肉样增生性胃炎（囊性息肉性胃炎）为背景。淋巴结转移的频率较低，与普通型胃癌相比预后较好。具有不同于正常胃癌的特征，被认为是一种独立的组织学类型。

近期，对大量胃癌病例的全基因分析结果进行了报道，EBV 相关胃癌与微卫星不稳定性（microsatellite instability，MSI）胃癌、基因组稳定性（genomically sTable，GS）胃癌以及染色体不稳定性（chromosomal instability，CIN）胃癌，从分子生物学的角度来看，它也被证明是一个特征组。这一发现表明，它可能与未来的药物治疗直接相关，是备受关注的肿瘤之一。

肉眼特征

早期癌肉眼观察多为以 0–Ⅱc 型为主的凹陷型居多（**图 1a**、**图 2a**）。随着黏膜下层的浸润，在整个病灶或凹陷内发现带有黏膜下肿瘤（submucosal tumor，SMT）成分的软隆起。此外，还有许多病变，其中病变暴露部分（0–Ⅱc 型区域）发红特别严重。偶尔也会发现隆起型的病例。插图显示：黏膜下层浸润的病变细胞成分丰富、边界清晰形成实性肿瘤（**图 2b**）。

在晚期癌中，边缘正常黏膜覆盖的 SMT 样形态，2 型的情况很多。

病理组织学特征

在大多数 EBV 相关胃癌中，在黏膜下层更深处癌细胞以细胞巢状、腺状或实性方式增殖，肿瘤内外重度淋巴细胞浸润伴髓样生长、缺乏纤维化的淋巴细胞浸润癌的病理组织学特征见

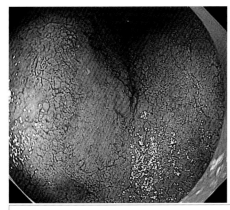

图1 EBV相关胃癌（pT1b病例）

a 内镜图像。在胃体中部小弯处观察到明显发红的凹陷性病变。在病变的中央部分表现出轻微的肿胀。

b ESD标本放大内镜图像。在黏膜下层观察到边界清晰的淋巴滤泡伴有淋巴细胞浸润。表层黏膜轻微凹陷。

c 黏膜下层淋巴细胞浸润较多，混有少量大细胞。

d 与c同部位的EBER-ISH图像。只有大细胞的细胞核被染色。淋巴细胞呈阴性。

e 发现了淋巴细胞浸润癌。

f 黏膜内病变表现为中分化型腺癌内淋巴细胞浸润的蕾丝样图案。比黏膜下层淋巴细胞的浸润轻。

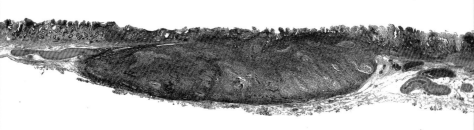

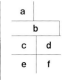

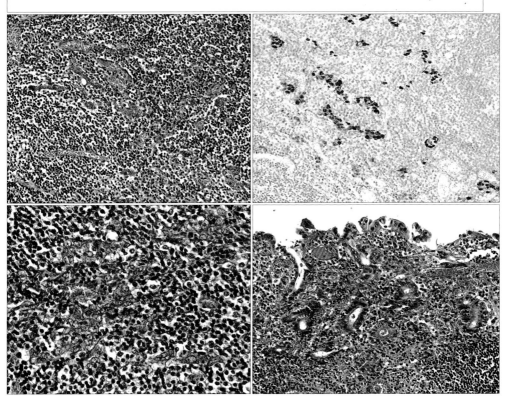

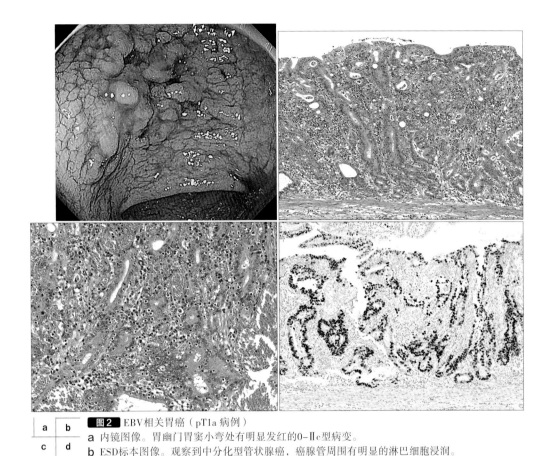

图2 EBV相关胃癌（pT1a 病例）

a	b
c	d

a 内镜图像。胃幽门胃窦小弯处有明显发红的0-Ⅱc型病变。

b ESD标本图像。观察到中分化型管状腺癌，癌腺管周围有明显的淋巴细胞浸润。

c 显示中分化腺癌内淋巴细胞浸润的蕾丝样图案。

d EBER-ISH图像。肿瘤细胞核均为阳性，浸润淋巴细胞为阴性。

图1b、c、e。淋巴细胞浸润较轻，伴有纤维性间质，没有典型淋巴细胞浸润癌的病例也很多。但在这种情况下，一般会在肿瘤细胞巢内观察到淋巴细胞浸润。在黏膜内病变中，取扭曲的中分化型管状腺癌的病理组织学图像，其中异型腺上皮融合成网状图案。异型导管内外淋巴细胞浸润明显，呈蕾丝样改变（**图1f、图2b、c**）。隆起型形态的肿瘤，可能形成乳头状增生明显的肿瘤，且肿瘤内仍伴有淋巴细胞浸润。

浸润的淋巴细胞大部分为 CD3 阳性、CD8阳性的细胞毒性 T 细胞。在肿瘤内还可以观察到大量的浆细胞、NK 细胞和树突状细胞，有时还会形成伴有明显的生发中心的次级淋巴滤泡。中性粒细胞、嗜酸性粒细胞在淋巴细胞浸润癌中通常不明显。

肿瘤周围的背景黏膜多属于胃固有腺的边界区域，黏膜萎缩程度高，但缺乏肠上皮化生，常伴有与肿瘤内一样的较重的淋巴细胞浸润。

免疫组化特征/基因异常

EBER-ISH（EBV 编码的 RNA 原位杂交）染色对 EBV 相关胃癌的诊断至关重要，所有肿瘤细胞核均为阳性。背景淋巴细胞 EBER-ISH 呈阴性，即使在淋巴细胞浸润严重且肿瘤细胞难以识别时也可以应用（**图1d、图2d**）。

黏液表型方面，约半数病例的为胃型黏液表型（MUC5AC 及 MUC6）呈阳性，其余半数几乎呈无表型（MUC5AC、MUC6、MUC2、CD10 均为阴性）。

胃癌病例的全基因分析表明，EBV 相关胃癌从分子生物学角度来看是一个特征性群体，CDKN2A 的 DNA 甲基化和 PIK3CA 的突变频繁发生，PD-L1/2 的高表达，提示 CpG 岛的高度甲基化状态。尤其是 PD-L1/2 是免疫检查点抑制剂的治疗靶点，在治疗中也有应用。

病理诊断（活检诊断）要点

在活检诊断中，在淋巴细胞浸润比肿瘤细胞更显著的情况下，与恶性淋巴瘤的鉴别是一个问题。EBV 相关胃癌黏膜下浸润的癌细胞非常少，可能会出现只采集到淋巴细胞的情况，发现伴有确认浸润淋巴细胞的异型性，即使是少量明确核异型性强的癌组织也很重要。此外，黏膜内病变与黏膜下层病变相比，大部分淋巴细胞浸润较轻，因此需要考虑活检部位。

一些 EBV 相关胃癌淋巴细胞浸润较轻，在这种情况下，很难将它们与普通型胃癌进行鉴别。但在观察整个病灶时，可能会有明显的淋巴细胞浸润区域，尤其是存在胃上部病灶、多发病灶、残胃癌等表现出 EBV 相关胃癌特征的病例，通过积极进行 EBER-ISH，可以被检测到。

即使活检诊断为普通型胃癌，与 EBV 相关的胃癌也被证实淋巴结转移较少，预后良好，并且明确与 EBV 的相关性对临床有帮助。对于淋巴细胞浸润重的腺癌，应积极进行 EBER-ISH。

参考文献
[1]Shinozaki-Ushiku A, Kunita A, Fukayama M. Update on Epstein-Barr virus and gastric cancer（review）. Int J Oncol 46: 1421-1434, 2015.
[2]海崎泰治, 細川治, 宮永太門, 他. リンパ球浸潤胃癌—病理の立場から. 胃と腸 45: 1916-1925, 2010.

胃：胃底腺型胃癌

八尾 隆史[1]　　　津山 翔　　　上山 浩也[2]

[1] 顺天堂大学大学院医学研究科人体病理病態学
　〒113-8421 東京都文京区本郷 2 丁目 1-1
　E-mail : tyao@juntendo.ac.jp
[2] 顺天堂大学医学部消化器内科

关键词　胃癌　胃底腺型胃癌　胃底腺黏膜型腺癌　泌酸腺型腺瘤

概念/定义

　　胃底腺型胃癌是一种表现出向胃底腺分化的分化型腺癌。Ueyama 等于 2010 年提出了一种新型胃癌，将其命名为"胃底腺型腺癌（adenocarcinoma of fundic gland type）"，作为特殊型组织型的一个亚型刊登在《胃癌处理规约第 15 版》中。

　　它由类似于胃底腺细胞的细胞组成，免疫染色必须存在胃蛋白酶原Ⅰ（主细胞标志物）或 H^+/K^+-ATPase（壁细胞标志物）阳性。虽然早期侵犯黏膜下层，但血管侵犯和淋巴结转移极为罕见，肿瘤预后良好。

　　根据 WHO 分类，显示相似病理组织学特征的肿瘤如果局限在黏膜内，则归类为"泌酸腺型腺瘤（oxyntic gland adenoma）"，而黏膜下浸润的则归类为"胃底腺型腺癌（adenocarcinoma of fundic gland type）"。

　　另外，胃底腺黏膜型腺癌（adenocarcinoma of fundic gland mucosa type）除了向胃底腺分化外，还向胃底腺黏膜构成成分的小凹上皮分化（MUC5AC 阳性），与胃底腺型腺癌存在区别。

肉眼特征

　　正常观察（白光）的内镜特征是表现为褪色或白色黏膜下肿瘤（submucosal tumor，SMT）样隆起性病变，通常伴有扩张的树枝状血管，但也有呈发红的情况。由于多数病例的 H. pylori（幽门螺杆菌）为阴性，因此在背景黏膜中未观察到萎缩。窄带成像（narrow band imaging，NBI）联合放大观察的内镜特征如下：①没有清晰的 DL（分界线）、②腺体开口扩张、③窝间部扩张、④缺乏微血管的不规则等 4 种发现。

病理组织学特征

　　主体是具有与主细胞类似的嗜碱性细胞质和轻度增大圆形核的肿瘤细胞，呈现明显的腺管结构，不规则地分支生长。具有嗜酸性颗粒状细胞质的细胞和具有略微透明细胞质的细胞以不同的比例混合在一起。在某些情况下，核的假复层很明显，结构不规则也很明显（**图1**）。最外层基本被非肿瘤性黏膜覆盖，即使是小病灶也浸润黏膜下层，但无间质反应或非常轻微

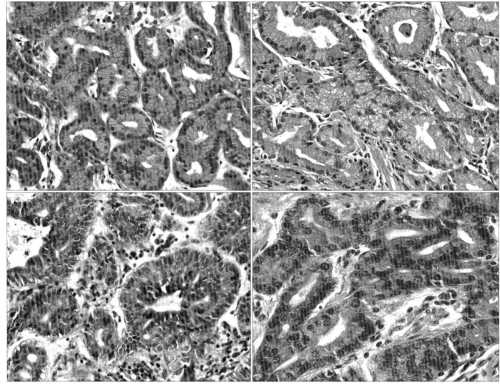

a	b
c	d

图1 胃底腺型腺癌细胞图像的变化

a 主要是细胞质嗜碱性的肿瘤细胞。少数壁细胞样细胞混合。

b 细胞质略透明或嗜酸性颗粒状细胞质的肿瘤细胞。

c 肿瘤细胞显示出紊乱的核排列和假复层。

d 具有明显核增大和紊乱核排列的肿瘤细胞。

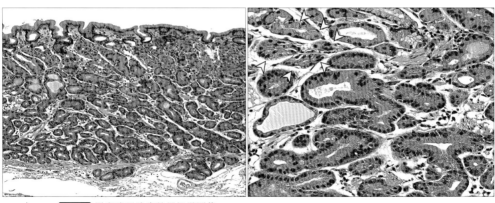

a	b

图2 胃底腺型腺癌的组织学图像

a 表面覆盖有非肿瘤黏膜，呈不规则腺管结构的肿瘤主要生长在黏膜深层，部分浸润黏膜下层。黏膜下浸润几乎未见间质反应。

b 肿瘤细胞的N/C比极低，但与正常胃底腺（黄色箭头区域）相比，具有轻度增大的圆形核，并且核密度增加。显示出清晰的腺管结构，但不规则地分支生长。

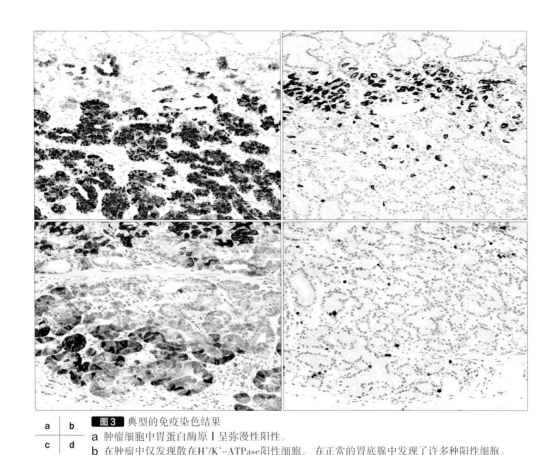

a	b
c	d

图3 典型的免疫染色结果

a 肿瘤细胞中胃蛋白酶原Ⅰ呈弥漫性阳性。

b 在肿瘤中仅发现散在H⁺/K⁺-ATPase阳性细胞。在正常的胃底腺中发现了许多种阳性细胞。

c 多数肿瘤细胞的MUC6呈阳性。

d Ki-67阳性细胞（增殖细胞）只有少数，且呈不规则分布。

（图2a）。几乎没有观察到血管侵犯。

免疫组化特征/基因异常

大多数情况下，pepsinogen Ⅰ（胃蛋白酶原Ⅰ）广泛呈阳性（**图3a**），但H⁺/K⁺-ATPase阳性细胞只是散在分布（**图3b**），MUC6在所有情况下也呈阳性（**图3c**），表现出颈部黏液腺——胃底腺系细胞分化，以未成熟的主细胞为主体。MUC5AC可能有一小部分为阳性，但如果在10%或以下，则判定为阴性。肠型标志物MUC2和CD10为阴性。Ki-67标记率低（10%或更低），但其特征是阳性细胞分布不规则（**图3d**）。

*GNAS*基因突变、Wnt/β-catenin信号通路相关基因（*CTNNB1*、*AXIN1*、*AXIN2*）以及

hedgehog信号通路参与胃底腺型胃癌的发生或进展，还有人提出部分涉及*KRAS*基因突变。p53蛋白过表达少见，看来与*p53*基因突变无关。

病理诊断（活检诊断）要点

由于细胞图像与正常胃底腺非常相似，有时也会被判定为Group 1，因此在诊断胃底腺黏膜的活检组织中，要注意观察是否有该肿瘤的存在。虽然N/C比极低，但细胞核比正常的胃底腺更大、更致密，有核的细胞单一增殖（**图2b**），形成明显的腺管，但显示不规则的分支，这是鉴别的重点。

内镜和病理组织学图像均与类癌相似，由于突触素和CD56阳性，有误诊为类癌的风险，但根据上述免疫染色结果和嗜铬粒蛋白A阴性，

可以鉴别诊断。

　　胃底腺黏膜型腺癌除胃底腺分化外还分化为小凹上皮，是血管侵犯和淋巴结转移风险高的癌，因为有胃底腺型腺癌进展为印戒细胞癌的病例，即使活检诊断为典型的胃底腺型腺癌，也应考虑结合免疫染色确认细胞分化和临床特征，决定治疗方案。

参考文献

[1]Ueyama H, Yao T, Nakashima Y, et al. Gastric adenocarcinoma of fundic gland type（chief cell predominant type）: proposal for a new entity of gastric adenocarcinoma. Am J Surg Pathol 34: 609–619, 2010.

[2]日本胃癌学会（编）. 胃癌取扱い規約，第15版. 金原出版，2017.

[3]Fukayama M, Rugge M, Washington MK. Tumors of the stomach. *In* The WHO Classification of Tumours Editorial Board（eds）. WHO Classification of Tumours, Digestive System Tumours, 5th ed. IARC press, Lyon, pp 59–110, 2019.

[4]田邉寛，岩下明德，池田圭祐，他. 胃底腺型胃癌の病理組織学的特徵. 胃と腸 50: 1469–1479, 2015.

[5]Ushiku T, Kunita A, Kuroda R, et al. Oxyntic gland neoplasm of the stomach: expanding the spectrum and proposal of terminology. Mod Pathol 33: 206–216, 2020.

[6]Ueyama H, Matsumoto K, Nagahara A, et al. Gastric adenocarcinoma of the fundic gland type（chief cell predominant type）. Endoscopy 46: 153–157, 2014.

[7]八尾隆史，上山浩也，九嶋亮治，他. 新しいタイプの胃癌—胃底腺型胃癌: 臨床病理学的特徵と発育進展様式および悪性度. 胃と腸 45: 1192–1202, 2010.

[8]Ota H, Yamaguchi D, Iwaya M, et al. Principal cells in gastric neoplasia of fundic gland（chief cell predominant）type show characteristics of immature chief cells. Pathol Int 65: 202–204, 2015.

[9]Kushima R, Sekine S, Matsubara A, et al. Gastric adenocarcinoma of the fundic gland type shares common genetic and phenotypic features with pyloric gland adenoma. Pathol Int 63: 318–325, 2013.

[10]Nomura R, Saito T, Mitomi H, et al. GNAS mutation as an alternative mechanism of activation of the Wnt/β-catenin signaling pathway in gastric adenocarcinoma of the fundic gland type. Hum Pathol 45: 2488–2496, 2014.

[11]Hidaka Y, Mitomi H, Saito T, et al. Alteration in the Wnt/β-catenin signaling pathway in gastric neoplasias of fundic gland（chief cell predominant）type. Hum Pathol 44: 2438–2448, 2013.

[12]Murakami T, Mitomi H, Yao T, et al. Epigenetic regulation of Wnt/β-catenin signal-associated genes in gastric neoplasia of the fundic gland（chief cell-predominant）type. Pathol Int 67: 147–155, 2017.

[13]Tajima Y, Murakami T, Saito T, et al. Distinct involvement of the sonic hedgehog signaling pathway in gastric adenocarcinoma of fundic gland type and conventional gastric adenocarcinoma. Digestion 96: 81–91, 2017.

[14]八尾隆史. 胃底腺型胃癌. 青笹克之，藤盛孝博（编）. 癌診療指針のための病理診断プラクティス，食道癌・胃癌. 中山書店，pp 258–261, 2012.

[15]Ueo T, Yonemasu H, Ishida T. Gastric adenocarcinoma of fundic gland type with unusual behavior. Dig Endosc 26: 293–294, 2014.

[16]Okumura Y, Takamatsu M, Ohashi M, et al. Gastric adenocarcinoma of fundic gland type with aggressive transformation and lymph node metastasis: A case report. J Gastric Cancer 18: 409–416, 2018.

[17]Kai K, Satake M, Tokunaga O. Gastric adenocarcinoma of fundic gland type with signet-ring cell carcinoma component: A case report and review of the literature. World J Gastroenterol 24: 2915–2920, 2018.

胃：伴有肠母细胞分化的腺癌和肝样腺癌

山泽 翔[1]　　　牛久 哲男[1][2]

[1] 東京大学医学部附属病院病理部
　　〒113-8655 東京都文京区本郷 7 丁目 3-1
　　E-mail : yamazawa-tky@umin.ac.jp
[2] 東京大学大学院医学系研究科人体病理学・
　　病理診断学

关键词　伴有肠母细胞分化的腺癌　肝样腺癌　AFP　SALL4　glypican-3

概念/定义

　　伴有肠母细胞分化的腺癌（adenocarcinoma with enteroblastic differentiation）是一种类似于原始消化道上皮结构和分化表型的透明柱状细胞呈管状、乳头状或实性增殖的腺癌。肝样腺癌是一种组织学图像与肝细胞癌相似，具有丰富嗜酸性细胞质的细胞以索状和实性增殖的腺癌。

　　二者作为 AFP（甲胎蛋白）生成型胃癌的代表性组织学类型而广为人知。需要注意的是，即使是这些组织学类型也不一定会产生 AFP。作为 AFP 产生的另一种组织学类型，卵黄囊瘤样癌（yolk sac tumor like carcinoma）被认为是非常罕见的病例。此外，一般型的管状腺癌、乳头状腺癌或实性型低分化型腺癌也有 AFP 产生的例子。这些癌与一组表现出未成熟细胞分化的胃癌有关，并且在同一肿瘤内这些组织学类型成分混合在一起的情况也很常见。临床上，这些组织学类型的胃癌以高度恶性胃癌为特征，易出现静脉浸润，发生肝转移。

肉眼特征

　　伴有肠母细胞分化的腺癌和肝样腺癌多发生在胃的下部，但几乎遍布整个胃。大多数被发现时为晚期癌，通常形成 2 型或 3 型病变。关于产生 AFP 胃癌的早期癌的研究发现，0-Ⅱa+Ⅱc 型（42%）、0-Ⅱc 型（33%）、0-Ⅰ 型（8%）、0-Ⅱa 型（8%），病变多伴有相对隆起。

病理组织学特征

1. 伴有肠母细胞分化的腺癌

　　其组织形态与原始消化道上皮相似，细胞质透明，富含糖原，呈管状、乳头状或实性增殖。典型病例呈现管状结构，由相对均匀一致的柱状细胞组成，类似于胚胎发育 10 周左右的胃肠道上皮（**图 1a、b**）。细胞异型性显示出高度复杂的乳头状管状结构和实性增殖的病例也很多（**图 1c**）。它表现出边界清晰的生长模式，并且经常表现为中度或更高的静脉浸润。

2. 肝样腺癌

　　其组织形态与肝细胞癌相似，细胞质嗜酸

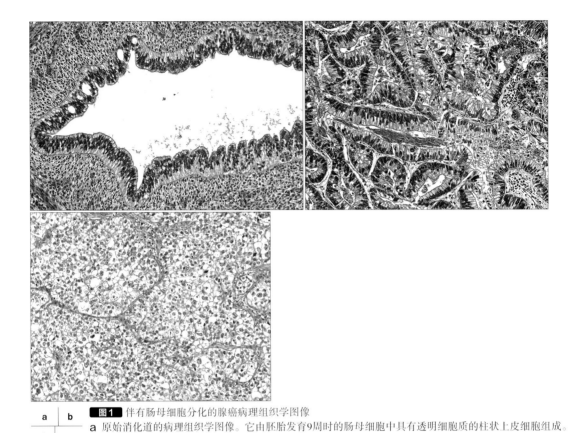

a	b
c	

图1 伴有肠母细胞分化的腺癌病理组织学图像

a 原始消化道的病理组织学图像。它由胚胎发育9周时的肠母细胞中具有透明细胞质的柱状上皮细胞组成。

b 伴有肠母细胞分化的腺癌。具有透明细胞质的柱形细胞呈管状增殖,与原始消化道上皮类似。

c 伴有肠母细胞分化的腺癌显示实性生长。具有较明显核异型性的透明细胞实性增殖。

a	b

图2 肝样腺癌的病理组织学图像

a 呈巢状和索状结构,非常类似于肝细胞癌。

b 肝样腺癌显示严重的静脉浸润。在该视野下半部分的所见癌巢均为静脉内癌栓。

性,肿瘤核大呈圆形,呈索状和巢状形态,并呈实性增殖(**图2a**)。肝细胞癌图像显示PAS(高碘酸–希夫)染色阳性和抗淀粉酶胞浆内嗜酸性玻璃体,并观察到类似于毛细胆管的细管结构,表现出边界清晰的推挤性增殖。在很多例子中可以看到严重的静脉浸润(**图2b**)。

如上所述,伴有肠母细胞分化的腺癌和肝样腺癌经常出现在同一个肿瘤中,并且在大多

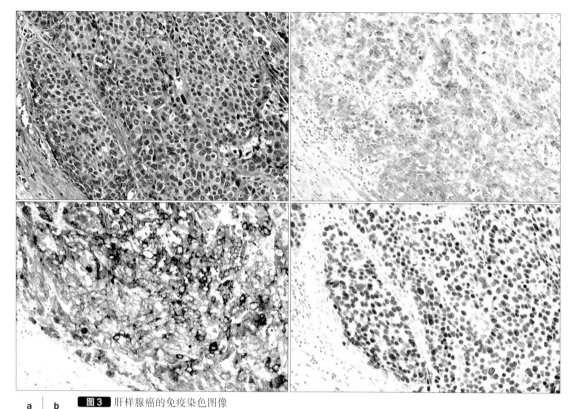

a | b
c | d
图3 肝样腺癌的免疫染色图像
a HE染色图像。
b～d 免疫染色图像。AFP在细胞质中染色（b），glypican-3在细胞质和细胞膜中染色（c），SALL4在细胞核中染色（d）。

数情况下，观察到与普通型腺癌成分的移行图像。特别是较多病例黏膜内成分中可见普通型分化型腺癌，通常认为伴有肠母细胞分化的腺癌和肝样腺癌是由分化型腺癌演变而来的。

免疫组化特征/遗传异常

在伴有肠母细胞分化的腺癌和肝样腺癌中（图3a），免疫染色对AFP、glypican-3或SALL4呈阳性，可作为诊断标志物使用（图3b～d）。据报道，这些标志物的阳性率对于伴有肠母细胞分化的腺癌分别为45%、83%和72%，对于肝样腺癌分别为80%、56%和47%。AFP、glypican-3及SALL4是仅在早期胚胎阶段在胃肠道上皮中表达的分子，可以看作是癌胚抗原。

在许多情况下，AFP免疫染色不是弥漫性阳性而是部分阳性，并且不一定与血清AFP水平相关。一般来说，glypican-3和SALL4的免疫染色通常会显示更广泛的阳性图像。

在一项使用肠型标志物（MUC2、CD10、CDX-2）和胃型标志物（MUC5AC、MUC6）的研究中发现，伴有肠母细胞分化的腺癌的特征是显示肠型特征或胃肠混合型特征。黏膜内并存的普通型分化型腺癌也主要表现为肠型黏液表型。60%的p53在免疫染色中过度表达。

*TP53*突变是一种常见的基因异常，癌症基因组图谱（the cancer genome atlas，TCGA）分子亚型中染色体不稳定型（chromosomal instability type，CIN型）多。有69%的伴有肠母细胞分化的腺癌可出现*TP53*突变，38%可出现HER2扩增。据报道，通过免疫染色和荧光原位杂交（fluorescence in situ hybridization，

FISH），在伴有肠母细胞分化的腺癌和肝样腺癌中，HER2 扩增分别为 34.6% 和 25.0%。由于 HER2 阳性率较高，抗 HER2 抗体药物的效果值得期待。

病理诊断的要点

伴有肠母细胞分化的腺癌、肝样腺癌均根据上述组织形态特点进行诊断。但是，即使是普通型分化型腺癌，由于细胞质中有黏液等原因，部分也呈透明细胞图像，类似于伴有肠母细胞分化的腺癌。此外在某些情况下，还存在不清楚应该是属于普通的实性型低分化型腺癌还是肝样腺癌的病例。因此，最好通过 AFP、glypican-3 和 SALL4 等诊断标志物进行免疫染色的任意阳性结果以确定诊断。

特殊型胃癌中的内分泌细胞癌和肝样腺癌的鉴别是一个难题。内分泌细胞癌是一种表现出实性增殖和高度血管浸润的高度恶性型胃癌，特别是在细胞质比较丰富的大细胞型的情况下，有表现出和肝样腺癌类似的组织学形态的例子。对于内分泌细胞癌，通过检查内分泌细胞标志物如嗜铬粒蛋白 A、突触素以及 CD56 的免疫染色阳性来确定诊断。然而，即使在肝样肿瘤中，也有少数细胞内分泌细胞标志物呈阳性的情况，还有报告显示两者并存的例子。

肝样腺癌容易发生肝转移，在肝转移灶中与肝细胞癌或混合型肝癌的鉴别是一个难题。肝细胞癌阳性的典型免疫染色标志物包括 AFP、glypican-3、HepPar-1 和 arginase-1 等。白蛋白 mRNA 的原位杂交也用作肝细胞分化标志物。应该注意的是，这些肝细胞癌的大多数阳性标志物在肝样腺癌（也常出现在伴有肠母细胞分化的腺癌中）中也为阳性。

伴有肠母细胞分化的腺癌和肝样腺癌的特点是除了 AFP 和 glypican-3 等肝细胞癌标记物以外，SALL4 和 claudin-6 等胚胎干细胞标志物的免疫染色也高频率阳性。SALL4 和 claudin-6 的免疫染色结合上述肝细胞癌标志物可用于鉴别诊断，因为它们在肝细胞癌中通常保持阴性或罕见出现局灶性阳性图像。

肺的高异型性胎儿型腺癌被认为是伴有肠母细胞分化的消化道腺癌的对应物，由于表现出相似的组织学和免疫染色特征，偶尔与胃癌肺转移鉴别是个难点，因此既往史等临床信息很重要。

参考文献
[1]Hirasaki S, Tanimizu M, Tsuzuki T, et al. Seronegative alpha-fetoprotein-producing early gastric cancer treated with endoscopic mucosal resection and additional surgery. Intern Med 43: 926-930, 2004.
[2]Kinjo T, Taniguchi H, Kushima R, et al. Histologic and immunohistochemical analyses of α-fetoprotein-producing cancer of the stomach. Am J Surg Pathol 36: 56-65, 2012.
[3]Murakami T, Yao T, Mitomi H, et al. Clinicopathologic and immunohistochemical characteristics of gastric adenocarcinoma with enteroblastic differentiation: a study of 29 cases. Gastric Cancer 19: 498-507, 2016.
[4]Osada M, Aishima S, Hirahashi M, et al. Combination of hepatocellular markers is useful for prognostication in gastric hepatoid adenocarcinoma. Hum Pathol 45: 1243-1250, 2014.
[5]Ushiku T, Shinozaki A, Shibahara J, et al. SALL4 represents fetal gut differentiation of gastric cancer, and is diagnostically useful in distinguishing hepatoid gastric carcinoma from hepatocellular carcinoma. Am J Surg Pathol 34: 533-540, 2010.
[6]Yamazawa S, Ushiku T, Shinozaki-Ushiku A, et al. Gastric cancer with primitive enterocyte phenotype: an aggressive subgroup of intestinal-type adenocarcinoma. Am J Surg Pathol 41: 989-997, 2017.
[7]Akazawa Y, Saito T, Hayashi T, et al. Next-generation sequencing analysis for gastric adenocarcinoma with enteroblastic differentiation: emphasis on the relationship with hepatoid adenocarcinoma. Hum Pathol 78: 79-88, 2018.
[8]Fujimoto M, Matsuzaki I, Nishino M, et al. HER2 is frequently overexpressed in hepatoid adenocarcinoma and gastric carcinoma with enteroblastic differentiation: a comparison of 35 cases to 334 gastric carcinomas of other histological types. J Clin Pathol 71: 600-607, 2018.
[9]Li T, Liu T, Wang M, et al. Alpha-fetoprotein producing hepatoid gastric adenocarcinoma with neuroendocrine differentiation: a case report. Medicine (Baltimore) 97: e12359, 2018.
[10]牛久哲男，山澤翔，深山正久. 胚細胞腫瘍に類似した体細胞腫瘍の組織発生と分化. 病理と臨 35: 1126-1132, 2017.
[11]Ushiku T, Shinozaki-Ushiku A, Maeda D, et al. Distinct expression pattern of claudin-6, a primitive phenotypic tight junction molecule, in germ cell tumours and visceral carcinomas. Histopathology 61: 1043-1056, 2012.

十二指肠：胃型腺瘤 / 腺癌

九嶋 亮治[1]

[1] 滋賀医科大学医学部病理学講座（附属病院病理診断科）〒 520−2192 大津市瀬田月輪町
E−mail : kushima@belle.shiga−med.ac.jp

关键词　胃小凹上皮化生　异位胃底腺型细胞　Brunner 腺　胃型（幽门腺）腺瘤　胃型腺癌

概念/定义

十二指肠原发上皮性肿瘤大致可分为 3 种类型：①肠型、②胃型、③胰胆管型。由类似胃固有上皮或 Brunner 腺的细胞形成的上皮性肿瘤称为胃型肿瘤（gastric−type neoplasia），腺瘤称为胃型腺瘤，腺癌称为胃型腺癌，但也有很多良恶性鉴别困难的肿瘤。

十二指肠胃型肿瘤的起源

1. 胃小凹上皮化生

胃小凹上皮化生被认为是在高酸状态下为了保护十二指肠黏膜而出现的。胃小凹上皮看似突然出现在小肠型上皮内，但多与突出于黏膜固有层的 Brunner 腺接近，深切可以证实其连续性。Brunner 腺具有胃小凹上皮分化的潜力。

2. 胃小凹上皮增生/增生性息肉

可以说是胃小凹上皮化生的进展形式，出现在十二指肠的胃小凹上皮呈乳头状或绒毛状增殖，有时会形成区域性隆起性病灶。在这种情况下，与其说是胃小凹上皮化生，不如说是胃小凹上皮增生，也可以称为增生性息肉（胃小凹上皮型）。

3. Brunner腺增生

Brunner 腺增生尤其好发于十二指肠球部，表现为单发或多发的黏膜下肿瘤样隆起。在某些情况下，因巨大化而嵌顿在幽门环中。也有文献称其为 Brunner 腺错构瘤。由于 Brunner 腺具有分化为胃小凹上皮的特性，故常在 Brunner 腺增生病灶表面发现胃小凹上皮化生。

4. 胃底腺型细胞的出现

由胃底腺型细胞（颈部黏液细胞、主细胞、壁细胞）和小凹上皮构成的胃底腺黏膜，作为单发性或多发性的隆起性病变好发于十二指肠球部，被称为异位性胃黏膜（gastric heterotopia）。如果不是这样，也有从十二指肠深层黏膜到黏膜下层的 Brunner 腺中观察到孤立的壁细胞和主细胞的情况。十二指肠黏膜具有分化为胃底腺型细胞的潜力。

病理组织学特征

1. 胃型腺瘤和良恶性鉴别困难的胃型肿瘤

十二指肠黏膜有多种胃型肿瘤。"胃型腺瘤"特指所谓的幽门腺型腺瘤（pyloric gland adenoma）（**图1**、**图2a**）。在 WHO 分类中，

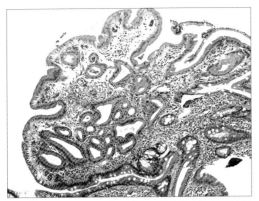

图1 十二指肠幽门腺型腺瘤（胃型腺瘤）的活检组织。由具有弱嗜酸性细胞质的矮细胞组成的中小型腺管密集增殖。表层（图像左上角）上的被覆细胞略高

大的绒毛状带亚蒂的隆起性病变，如果在黏膜下层的 Brunner 腺内生长的话，则表现为 SMT 样。病理组织学上，细胞较矮，细胞质呈透明至弱嗜酸性，细胞核又小又圆且具有极性，细胞呈管状、囊状密集生长，也可见稍高一些的小凹上皮细胞。报告为癌变病例是指由小凹上皮细胞所组成的具有明显乳头状、绒毛状结构的病例。

十二指肠黏膜中也会出现向胃小凹上皮分化明显的非浸润性病变（胃 WHO 分类的小凹上皮型异型增生 / 腺瘤）。很难将其与胃小凹上皮化生及其增生性改变区分开来，但与胃一样，如果能识别为肿瘤，则应考虑为癌。

不能归类为幽门腺型腺瘤或小凹上皮型异型增生 / 腺瘤的胃型肿瘤，也以替换 Brunner 腺的方式存在于黏膜内或黏膜下组织中时，如果没有观察到浸润，也有论文称其为恶性潜能不确定的肿瘤（neoplasms of uncertain malignant potential，NUMP）。明显向胃底腺型细胞分化

也只有幽门腺型腺瘤被提示为十二指肠的胃型腺瘤。它显示出与胃中的同名肿瘤相同的病理组织学图像及表型，但被认为来自 Brunner 腺。但是，不建议使用 Brunner's gland adenoma 这个名称。当外生性生长时，表现为从平滑到粗

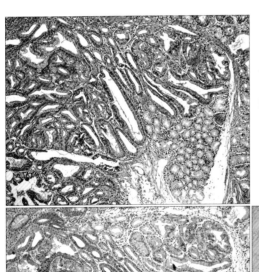

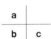

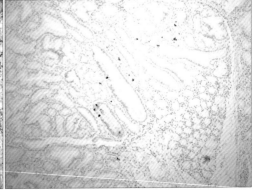

图2 可见向胃底腺型细胞分化的被称为十二指肠幽门腺型腺瘤（胃型腺瘤）或胃底腺型NUMP的胃型肿瘤（**a**）。MUC6和pepsinogen 1（胃蛋白酶原1）免疫染色呈阳性。图像是pepsinogen 1染色，肿瘤腺管呈阳性，但右下的非肿瘤性Brunner腺呈阴性（**b**）。有让人联想到壁细胞分化的红色细胞，散在有抗质子泵（H⁺/K⁺–ATPase）染色阳性细胞（**c**）

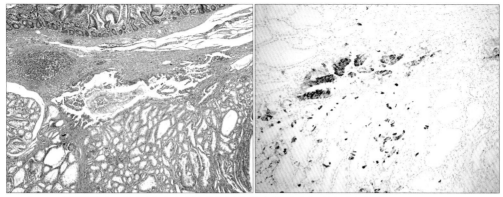

图3 十二指肠胃型腺癌的早期图像［内镜下黏膜下层剥离术（endoscopic submucosal dissection，ESD）样本的一部分］。在增生的Brunner腺上方（紧邻黏膜肌层下方），表现出高度异型性的高柱状细胞显示出不规则的管腔内乳头状结构（a）。癌腺管表现小凹上皮型黏液MUC5AC。MUC5AC阳性细胞也出现在背景增生性Brunner腺中（b）。

的称为胃底腺型NUMP（**图2**）。

2. 胃型腺癌

　　非乳头部十二指肠癌（浸润癌）的一半被认为是胃型腺癌，多发生在十二指肠近端，在与癌变部分连接处观察到胃小凹上皮化生、Brunner腺增生（**图3**）以及胃型异型增生。详细观察十二指肠胃型腺癌时，多能观察到被推断为疾病起源的胃型上皮（起源1～4）、幽门腺型腺瘤、小凹型异型增生或胃型NUMP的低异型度肿瘤上皮。肉眼上与胃型腺瘤一样，目前已报道了较多形态，有的肿瘤从黏膜表层向外生长，与Brunner腺及其增生相关而发生，呈现出SMT样的形态，凹陷部（开口部）可以观察到癌，有的肿瘤从黏膜下组织（Brunner腺的主要位置）起到深部向侧方进展，肉眼上表现出像4型肿瘤的表现。

免疫组化特征/基因突变

1. 免疫组化特征

　　根据胃型病变的分化趋势，可分为MUC5AC（小凹上皮细胞）、MUC6（Brunner腺、颈部黏液细胞、幽门腺细胞）、壁细胞（Anti-Proton Pump，H$^+$/K$^+$-ATPase）、pepsinogen Ⅰ（颈部黏液细胞～主细胞）的免疫染色阳性表现（**图2b、c，3b**）。也有肠型细胞标记（MUC2、CD10、CDX-2）阳性细胞混合的情况。基本上，随着异型性（恶性）程度的增加，这些标记所提示的分化方向和通过Ki-67染色所看到的增殖方式就会发生紊乱。参见"胃：胃型腺瘤/分化型癌"。

2. 基因突变

　　有报道称，与胃同名的幽门腺腺瘤中可见高频率突变的GNAS、KRAS和APC变异的报告，作为发病起源的胃小凹上皮化生的一部分、异位胃黏膜、进一步发展的胃型腺癌中也存在GNAS、KRAS的突变，强烈提示它们之间存在关联性。

病理诊断（活检诊断）要点

　　在病理组织学上，如同"胃：胃型腺瘤/分化型癌"一节所叙述的那样，活检诊断有时很困难。然而，"用眼睛看"必定存在"边界性"和"前沿"。十二指肠虽然是小肠的一部分，特别的是，在其近端存在丰富的Brunner腺，还有丰富的上皮性病变，这些病变有可能成为胃型肿瘤的起源。近年来，十二指肠腺瘤/腺癌的报道不断增多，作为腺瘤而被识别的病变多为肠型，但在浸润性癌中胃型的发生率较高。内镜医生和病理医生都必须了解十二指肠的这种特殊性、特异性，并共同进行日常诊断。

参考文献

[1]Kushima R, Manabe R, Hattori T, et al. Histogenesis of gastric foveolar metaplasia following duodenal ulcer: a definite reparative lineage of Brunner's gland. Histopathology 35: 38–43, 1999.

[2]九嶋亮治．十二指腸における胃型細胞の出現様式．病理と臨 34: 1006–1008, 2016.

[3]Akaki M, Taniguchi S, Hatakeyama, K, et al. Duodenal mucosal damage is associated with proliferative activity of Brunner's gland hamartoma. BMC Gastroenterol 14: 14, 2014.

[4]Hashimoto T, Sekine S, Matsubara A, et al. Frequent presence of gastric-type epithelial cells in the duodenal bulb: an immunohistochemical study. Pathol Int 64: 631–633, 2014.

[5]The WHO Classification of Tumours Editorial Board（eds）. WHO Classification of Tumours, Digestive System Tumours, 5th ed. IARC press, Lyon, 2019.

[6]Matsubara A, Sekine S, Kushima R, et al. Frequent GNAS and KRAS mutations in pyloric gland adenoma of the stomach and duodenum. J Pathol 229: 579–587, 2013.

[7]Hida R, Yamamoto H, Hirahashi M, et al. Duodenal neoplasms of gastric phenotype. An immunohistochemical and genetic study with a practical approach to the Classification. Am J Surg Pathol 41: 343–353, 2017.

[8]Ushiku T, Arnason T, Fukayama M, et al. Extra-ampullary duodenal adenocarcinoma. Am J Surg Pathol 38: 1484–1493, 2014.

[9]原田英，蔵原晃一，大城由美，他．NBI併用拡大観察が有用であったBrunner腺由来の十二指腸癌の1例．胃と腸 51: 1617–1625, 2016.

[10]Uchiyama T, Hatakeyama K, Nakagawa K, et al. Gastric-type adenocarcinoma of the duodenum arising from Brunner glands. Pathol Int 69: 177–179, 2019.

[11]Kushima R, Stolte M, Dirks K, et al. Gastric-type adenocarcinoma of the duodenal second portion histogenetically associated with hyperplasia and gastric-foveolar metaplasia of Brunner's glands. Virchows Arch 440: 655–659, 2002.

[12]Matsubara A, Ogawa R, Suzuki H, et al. Activating GNAS and KRAS mutations in gastric foveolar metaplasia, gastric heterotopia, and adenocarcinoma of the duodenum. Br J Cancer 112: 1398–1404, 2015.

[13]Hashimoto, T, Ogawa R, Matsubara A, et al. Familial adenomatous polyposis-associated and sporadic pyloric gland adenomas of the upper gastrointestinal tract share common genetic features. Histopathology 67: 689–698, 2015.

十二指肠：肠型/胃肠混合型腺瘤/腺癌

八尾 隆史[1]　　　津山 翔　　　赤泽 阳一[2]
上山 浩也[3]

[1] 顺天堂大学大学院医学研究科人体病理病態学
　〒 113-8421 東京都文京区本郷 2 丁目 1-1
　E-mail：tyao@juntendo.ac.jp
[2] 顺天堂大学附属練馬病院消化器内科
[3] 顺天堂大学医学部消化器内科

关键词　　十二指肠肿瘤　腺瘤　腺癌　肠型　胃肠混合型

概念/定义

上皮性肿瘤中，仅分化为十二指肠黏膜主要构成细胞（吸收上皮、杯状细胞、Paneth 细胞）的为肠型肿瘤，表现出向吸收上皮和 Paneth 细胞分化的为小肠型肿瘤。在此基础上，伴有向胃小凹上皮或幽门腺（或颈部黏液腺）分化成分的称为胃肠混合型肿瘤。在小肠型中，内分泌细胞（argentaffin 细胞）也以不同的比例混合在一起。

那些表现出明显结构异型性或浸润图像的被判断为癌，那些没有显示这种图像的，根据细胞异型的程度（细胞核形态和极性）判断为腺瘤（低异型性与高异型性）或腺癌。

肉眼特征

腺瘤好发于乳头远端，对于肉眼分型虽然也存在隆起型，但是平坦型、凹陷型（0-Ⅱa、0-Ⅱa+Ⅱc）的比例较高，颜色为同色调至白色调。腺癌好发于乳头近端（尤其是十二指肠球部），对于肉眼分型也存在隆起型，但是平坦、凹陷型的比例较高，颜色为白色至红色。

在窄带成像（narrow band imaging，NBI）放大内镜图像中经常观察到白色不透明物质（white opaque substance，WOS），但在癌中其发生率往往低于腺瘤且有表达减弱的倾向。在小肠腺瘤中可观察到亮蓝嵴（light blue crest，LBC），但通常不清楚。

病理组织学特征

由具有刷状缘的吸收上皮、杯状细胞和 Paneth 细胞组成，呈小肠型分化，上皮基底膜侧呈梭形增大的细胞核有序排列，形成不同程度的假复层，这是典型的腺瘤（**图 1a、b**）。N/C 比低于 50% 时判定为低异型性，N/C 比高于 50% 时判定为高异型性。在除了小肠分化外还表现出胃型特征的胃肠混合型的情况下，那些显示相同核形态的被归类为腺瘤。对于小肠型/胃肠混合型肿瘤，如果细胞核呈类圆形，排列紊乱，则判断为癌（**图 2a、b**）。

免疫组化特征/基因异常

以 MUC2（杯状细胞）和 CD10（吸收上皮刷状缘）作为肠型标志物，MUC5AC（胃小凹

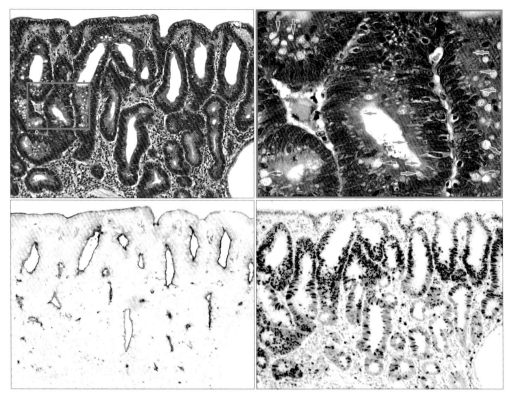

<table>
<tr><td>a</td><td>b</td></tr>
<tr><td>c</td><td>d</td></tr>
</table>

图1 小肠型腺瘤
a 形成明显腺管结构的上皮性肿瘤。N/C比通常低于50%，杯状细胞与Paneth细胞混合在一起。
b 高倍放大图像（a中的绿框）。杯状细胞（橙色箭头）和Paneth细胞（蓝色箭头）变得清晰，但很难确定是否有刷状缘。
c CD10免疫染色。确认了刷状缘的存在。
d Ki-67阳性细胞在表层呈带状密集排列，并形成增殖区。

上皮）和MUC6（幽门腺/颈部黏液腺）作为胃型标志物，根据其表达的不同，十二指肠腺瘤分为完全肠型（小肠型）、不完全肠型（胃肠混合型）和胃型。即使HE染色图像判定小肠型，在免疫染色中胃型表型也有同时出现的情况，依据表型分类被归类为胃肠混合型。在自己经历的病例中，胃肠混合型腺瘤均为CD10阳性。在腺瘤当中，异型性较高的病例中胃型的发生率有较高的倾向，在癌当中，胃型胃肠混合型的比例较高（**图2c、d**）。此外，胃型、胃肠混合型癌的血管侵犯率和淋巴结转移率高于肠型癌，提示其恶性程度更高。

关于基因异常，小肠肿瘤中KRAS突变常见于癌（62.5%）和腺瘤伴高度上皮内瘤变（66.7%），腺瘤伴低级别上皮内瘤变中发生率较低（30.0%），据报道，APC突变在腺瘤（异型度为66.7%，低异型度为50.0%）中比在癌中（25.0%）更常见。由于在这个分析中未考虑黏液表型表达，肠型/胃肠混合型肿瘤的确切特征尚不清楚，但考虑到胃型腺瘤的发生率较低，推测该结果有多出现在肠型、胃肠混合型肿瘤中的倾向。

根据笔者等的分析，腺瘤中肠型APC突变率高，虽然β-catenin突变很少，但免疫染色中β-catenin核表达高，胃型（幽门腺型腺瘤）中常见的GNAS突变和KRAS突变率低（未发表数据）。

病理诊断（活检诊断）要点

首先判断是小肠型还是其他类型是很重要

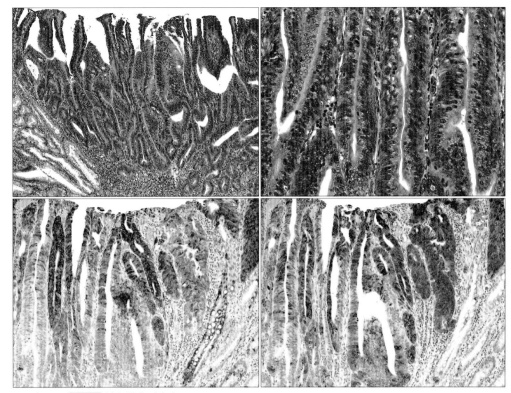

a	b
c	d

图2 胃肠混合型腺癌

a 肿瘤性上皮增生呈管状至绒毛状结构。
b N/C比高于50%，并且具有排列紊乱的类圆形核。
c MUC2 免疫染色。阳性。
d MUC5AC免疫染色。阳性。

的。杯状细胞和Paneth细胞可以在HE染色的标本中轻松确认（**图1a、b**），但刷状缘有时难以通过HE染色确定，必须通过免疫染色确认（**图1c**）。在HE染色中小肠型分化不明显的情况下，有胃型或胃肠混合型的可能性，而表达胃型特征的肿瘤更可能是癌，因此需要通过免疫染色进行确认。也就是说，通过HE染色来判断是否是小肠型，如果是小肠型，则分为低级别上皮内瘤变、高级别上皮内瘤变及癌。

在腺瘤和癌的鉴别诊断中，基本上细胞核的形态与极性很重要。也就是说，如果由保留极性的梭形核组成，则诊断为腺瘤，如果由极性紊乱的类圆形核组成，则诊断为腺癌（**图2a、b**）。

当采用HE染色难以区分腺瘤和癌时，通过免疫染色评估表型表达、增殖细胞（Ki-67阳性细胞）的分布以及p53蛋白过度表达的存在与否有助于鉴别诊断。胃型特征倾向于在伴高级别上皮内瘤变的腺瘤和癌中表达。在伴低级别上皮内瘤变腺瘤中，增殖细胞在靠近肿瘤表面的中间层呈带状分布（**图1d**），但随着异型性程度的增加，分布趋于向各层扩展。如果观察到p53蛋白过度表达，则可以确定它是癌。

小肠型腺瘤的情况下，会伴有各种程度的内分泌细胞（argentaffin细胞）分化，还会伴有内分泌细胞微巢。必须注意不要将内分泌细胞微巢误认为是低分化型腺癌或类癌。

需要与小肠腺瘤相鉴别的非肿瘤性病变有Peutz-Jeghers息肉。在这种病变中，细胞核可能比正常十二指肠上皮的核略大，有时会被误认为是肿瘤。免疫染色显示 Ki-67 阳性细胞定位于腺瘤黏膜表层附近，但由于它们定位于 Peutz-Jeghers 息肉的黏膜深层（黏膜肌层侧），因此它们可以相互区分。

参考文献

[1]田邉寛，岩下明德，原岡誠司，他．十二指腸の腫瘍・腫瘍様病変─腺腫と癌の診断基準と臨床病理学的特徴．胃と腸 46：1587-1595，2011．

[2]二村聡，石橋英樹，船越禎広，他．十二指腸上皮性腫瘍の病理組織学的特徴．胃と腸 51：1519-1528，2016．

[3]辻重継，中西宏佳，津山翔，他．十二指腸腺腫と癌のNBI拡大内視鏡観察による鑑別診断．胃と腸 54：1121-1130，2019．

[4]牛久哲男，加藤萌，山澤翔，他．十二指腸非乳頭部癌の病理組織学的特徴と悪性度評価．胃と腸 54：1095-1101，2019．

[5]吉永祥一，河内洋，山本頼正，他．非乳頭部十二指腸SM癌の12例．胃と腸 54：1131-1140，2019．

[6]Yoshida M, Shimoda T, Abe M, et al. Clinicopathological characteristics of non-ampullary duodenal tumors and their phenotypic classification. Pathol Int 69：398-406, 2019.

[7]八尾隆史，津山翔，赤澤陽一，他．十二指腸腺腫と癌の病理組織学的診断基準（案）．胃と腸 54：1088-1094，2019．

[8]Kojima Y, Ohtsuka K, Ohnishi H, et al. APC：T1556fs and STK11 mutations in duodenal adenomas and adenocarcinomas. Surg Today 48：765-772, 2018.

[9]Matsubara A, Sekine S, Kushima R, et al. Frequent GNAS and KRAS mutations in pyloric gland adenoma of the stomach and duodenum. J Pathol 229：579-587, 2013.

[10]Toya Y, Endo M, Asasaka R, et al. Clinicopathological features and magnifying chromoendoscopic findings of non-ampullary duodenal epithelial tumors. Digestion 97：219-227, 2018.

十二指肠：神经节细胞性副神经节瘤

伴 慎一[1]　　佐藤 泰树　　松岛 惇
佐藤 阳子　　藤井 晶子　　小野 祐子

[1] 獨協医科大学埼玉医療センター病理診断科
〒 343-8555 越谷市南越谷 2 丁目 1-50
E-mail : shinba@dokkyo-med.ac.jp

关键词　神经节细胞性副神经节瘤　十二指肠　上皮样（神经内分泌）细胞　梭形细胞　神经节细胞样细胞

概念/定义

　　它是一种罕见的肿瘤，主要发生在十二指肠，其特征是由表现出 3 种分化类型的细胞组成：①上皮样（神经内分泌）细胞、②梭形细胞；③神经节细胞样细胞。在 WHO 分类（2019）中，在"小肠和壶腹神经内分泌肿瘤"分类下进行了描述。推测来源于腹侧胰腺原基的内胚层 / 神经外胚层复合体，但组织发生机制尚不清楚。大多数被认为是良性的。有 10% 左右发生淋巴结转移的病例，肝转移、骨转移的病例少见，因该肿瘤死亡的病例极为罕见。

肉眼特征

　　它被视为十二指肠（特别是降部）的黏膜下肿瘤（submucosal tumor，SMT），并形成无蒂或有蒂性隆起性病变（**图 1a**）。它有时也可在乳头部被发现。形成以黏膜下层为主要部位的单发性实性肿块（**图 1b**），切面呈灰褐色或黄白色。没有观察到包膜形成，经常延伸到黏膜内和固有肌层。无论是否累及黏膜，常伴有糜烂、溃疡，导致出血。肿块的最大直径从不足 1 cm 到 10 cm 不等，但据报道平均直径

约为 2.5 cm。

病理组织学特征

　　上皮样（神经内分泌）细胞、梭形细胞、神经节细胞样细胞这 3 种成分以不同比例混合在一起。上皮样细胞成分由多边型细胞组成，细胞核呈椭圆形，染色质呈颗粒状，细胞质微细颗粒状呈嗜酸性或双嗜性，细胞呈片状、索状 / 带状、管状和假腺管状排列（类癌样或副神经节瘤样，**图 2a**）。梭形细胞显示出向 Schwann 细胞的分化并呈束状排列（**图 2b**）。在这些组织中，存在散在或簇集的类圆形神经节细胞样细胞，由具有核仁明显的大型水泡状核细胞核和丰富弱嗜酸性细胞质组成（**图 2**）。

　　通常，核分裂像稀少且未见坏死。在淋巴结转移的病例中，很少能观察到淋巴管浸润像，但淋巴结转移与肿瘤组织形态和免疫组化特征之间的关系尚不清楚。据报道，较大的肿瘤直径、超出 Oddi 括约肌以及黏膜下层的进展是淋巴结转移的危险因素。

免疫组化特征

　　NSE、CD56、嗜铬粒蛋白 A、突触素、神

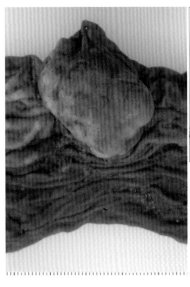
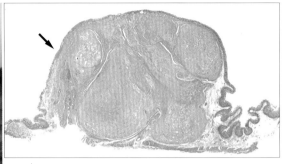

图1 肉眼图像

a 从十二指肠黏膜表面看到的肉眼图像。与Vater乳头接触的3 cm大的表现为广基性隆起的SMT。

b 切面显微内镜下图像。以黏膜下层为主体的肿瘤抬起十二指肠黏膜（黑色箭头指向Vater乳头侧）。

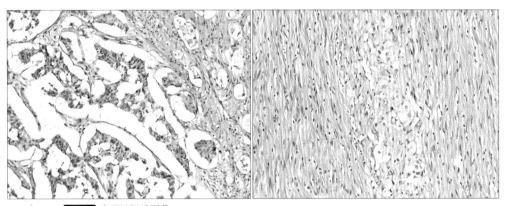

图2 病理组织学图像

a 上皮样细胞以索样或吻合状增殖并呈现类癌样图像。在右上区域，梭形细胞和神经节样细胞混合存在。

b 神经节样细胞聚集在稀疏的纵向排列梭形细胞区域的一角（靠近中心部分）。

经丝、S-100蛋白、胰多肽、生长抑素等各种神经内分泌和神经系统标志物对各成分均有不同程度的阳性反应。其中，梭形细胞中，S-100蛋白、神经丝（**图3a**）和NSE的阳性率很高。此外，还有报告称孕激素受体（**图3b**）在上皮样细胞中呈高阳性率。一些细胞角蛋白在上皮样细胞中也呈阳性。这些标志物的阳性率在不同的报告中有很大的差异。本肿瘤的特异性或特征性的基因异常尚未明确。

病理诊断（活检诊断）要点

如果上述3种成分可以通过病理组织学确认，则诊断很容易，但是根据病例的不同，某些成分会因为量小而难以识别，所以需要仔细检查。如果从活检组织中只取到一种成分，则诊断可能很困难。综合各成分所见，胃肠道间质瘤（gastrointestinal stromal tumor，GIST）、平滑肌瘤、神经内分泌肿瘤（类癌）、副神经节瘤、腺癌、神经节细胞瘤等是鉴别的对象，需要对作为鉴别对象的肿瘤进行特异性高的标

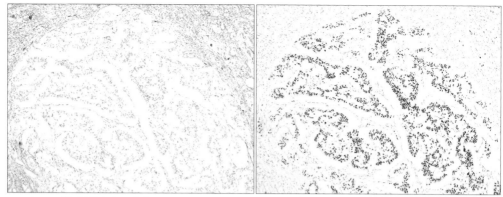

图3 免疫组化表现
a 神经丝。上皮样细胞增殖巢周围的梭形细胞和部分神经节样细胞呈阳性。
b 孕激素受体。在上皮样细胞的核中可以看到阳性图像。

志物的检查。据报道，神经节细胞性副神经节瘤的上皮样细胞中孕激素受体和胰多肽的阳性率很高，这一点在与 NET 的鉴别上很有用。

参考文献

[1]Perren A, Basturk O, Bellizzi AM, et al. Small intestinal and ampullary neuroendocrine neoplasms. *In* The WHO Classification of Tumours Editorial Board（eds）. WHO Classification of Tumours, Digestive System Tumours, 5th ed. IARC press, Lyon, pp 131–134, 2019.

[2]Park HK, Han HS. Duodenal gangliocytic paraganglioma with lymph node metastasis. Arch Pathol Lab Med 140: 94–98, 2016.

[3]Okubo Y, Yoshioka E, Suzuki M, et al. Diagnosis, pathological findings, and clinical management of gangliocytic paraganglioma: a systematic review. Front Oncol 8: 291, 2018.

上消化系统：MALT 淋巴瘤

二村 聪[1-2]　　　萱岛 善行[2-3]

[1] 福冈大学医学部病理学講座
〒814-0180 福冈市城南区七隈 7 丁目 45-1
[2] 福冈大学病院病理诊断科
[3] 同　消化器内科

关键词　MALT 淋巴瘤　黏膜相关淋巴组织结外边缘区淋巴瘤　B 细胞淋巴瘤　淋巴上皮病变 follicular colonization

概念/定义

这是一种在黏膜相关淋巴组织（mucosa-associated lymphoid tissue）中发生的 B 细胞淋巴瘤。另外，黏膜相关淋巴组织结外边缘区淋巴瘤（extranodal marginal zone lymphoma of mucosa-associated lymphoid tissue）是 MALT 淋巴瘤的同义词。

肉眼特征

病变主要位于黏膜固有层到黏膜下层，形成凹陷或隆起。病灶不一定是单发，也可以呈多灶性分布。随着病变的增大，它会形成黏膜下肿块状隆起，顶端伴有浅溃疡。此外，还观察到因溃疡瘢痕而形成的皱襞集中。肿瘤量多的病灶呈白色，切面呈髓质状。与弥漫性大细胞淋巴瘤不同，内部形成深溃疡的病例少见（**图 1a**）。

病理组织学特征

MALT 淋巴瘤中的肿瘤性淋巴细胞主要由类似于生发中心细胞（centrocytes）的中小 B 细胞（centrocyte-like B-cell）组成（**图 1c**），与具有透明细胞质的单核样 B 细胞（monocytoid B-cell）共存。此外，有不同程度的浆细胞分化（plasmacytic differentiation），少量母细胞样大型 B 细胞和非肿瘤性小型淋巴细胞（CD3e 阳性 T 细胞）混合在一起。浆细胞分化图像反映在细胞核偏位以及粉染的核内假包涵体（Dutcher 小体）上（**图 1d**）。

上述肿瘤细胞从滤泡边缘区（marginal zone）向滤泡间区增殖（**图 1b**）。肿瘤细胞浸润现有组织，如食管中的贲门腺和食管腺 / 导管，以及胃 / 十二指肠中的表层上皮和固有腺，形成淋巴上皮病变（lymphoepithelial lesion，LEL）（**图 1e**）。在 LEL 形成部位，上皮组织受到不同程度的破坏，通常会破碎（见下文）。另外，肿瘤细胞也可能浸润到淋巴滤泡的内部

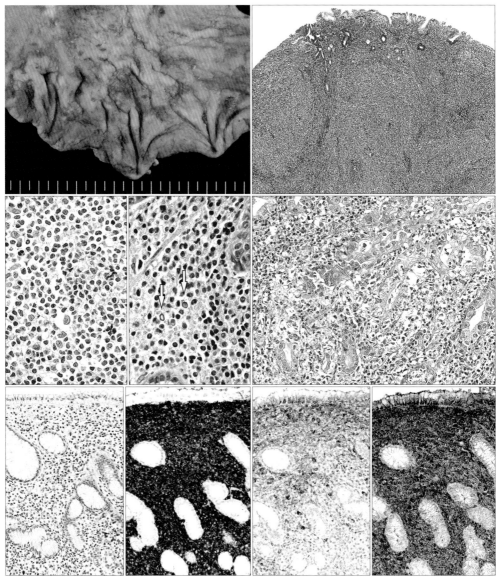

a	b
c	d	e
f	g	h	i

图1 胃MALT淋巴瘤的病理组织学图像

a 胃体中部后壁黏膜粗糙，呈淡褐色，皱襞不规则肿大。该区域外观呈黏膜下肿块样，多有浅溃疡。肉眼型分类为表层型。

b 在黏膜固有层可见边界不清的结节，其边缘淋巴细胞密集。结节形成是通过滤泡定植follicular colonization引起的。

c 肿瘤细胞的细胞核略微收缩，类似于生发中心细胞。

d 反映浆细胞分化的淋巴细胞核偏位，也可以看到Dutcher小体（黄色箭头）。

e 肿瘤细胞从基底膜侧浸润腺体组织，形成淋巴上皮病变。还可以看到破碎的腺体组织。

f 浆细胞分化明显的区域，肿瘤细胞不表达CD20。

g 肿瘤细胞表达CD79a。

h 免疫球蛋白κ链的表达率很低。

i 大多数肿瘤细胞表达免疫球蛋白λ链。

（follicular colonization）。

免疫组化特征/基因异常

本病不存在特别性的免疫组化标记。肿瘤细胞通常表达 B 细胞标志物 CD20，但当浆细胞分化显著时不表达 CD20（**图 1f**）。此类病例常表现为免疫球蛋白轻链限制性表达（κ 链或 λ 链中某一个显著表达的现象），肿瘤细胞始终表达 CD79a（**图 1g ~ i**）。

典型的染色体异常是 t（11;18）/API2 – MALT1，与其他脏器（唾液腺、眼附属器）相比，在胃中发生的病例更容易被检测到。

浆细胞分化明显的病例以及 t（11;18）/API2–MALT1 阳性的病例对 H. pylori（幽门螺杆菌）根除疗法有耐药性。而且，前者也不能期待抗 CD20 抗体（利妥昔单抗）的效果。因此，这些评估在临床实践中极为重要。

病理诊断（活检诊断）要点

在本病的病理诊断中，最应该留意的是两点，其一是不要将反应性淋巴组织增生（reactive lymphoid tissue hyperplasia）误诊为 MALT 淋巴瘤，其二是确切鉴别、排除由小 – 中型肿瘤细胞构成的其他类型病变（特别是滤泡性淋巴瘤和套细胞淋巴瘤）。

在反应性淋巴组织增生中，虽然滤泡边缘区域也有淋巴细胞和浆细胞分布，但几乎没有 LEL 形成导致原有上皮组织变形或破坏。这同样适用于 H. pylori 感染的胃炎。

在与其他疾病类型的鉴别诊断中，重要的

是要考虑肿瘤细胞的形态和大小（小型、中型、大型）、免疫特征以及增殖模式（弥漫性、结节性）。MALT 淋巴瘤的淋巴滤泡浸润部分容易与滤泡性淋巴瘤混淆，需要注意。此外，病灶内残留的生发中心识别为大细胞（生发中心母细胞）增生灶，注意不要误诊为弥漫性大细胞型淋巴瘤的转化像（large cell transform）。此时，如果确认有核碎片吞噬组织细胞，则可判断为原有的生发中心。

胃 MALT 淋巴瘤 LEL 形成部位的上皮组织（尤其是小凹上皮和附属细胞）可能被误诊为印戒细胞癌或淋巴细胞浸润癌。无论哪一种情况下，通过观察上皮细胞的核异型性，几乎都可以肯定其不是癌。

淋巴组织，不仅仅是 MALT 淋巴瘤，本身就很容易受到损伤。因此，最好使用锐利的活检钳采集足够数量的组织。内镜黏膜切除术（endoscopic mucosal resection，EMR）和内镜下黏膜下层剥离术（endoscopic submucosal dissection，ESD）可保证优质且充足的组织采集，并可在进行病理组织学检查的同时进行流式细胞学检查和染色体检查。因此，在活检诊断困难的情况下非常有用。

参考文献
[1]Swerdlow SH, Campo E, Harris NL, et al（eds）. WHO Classification of Tumours of Haematopoietic and Lymphoid Tissues, 4th ed. IARC, Lyon, 2017.
[2]二村聡, 大島孝一. 消化管悪性リンパ腫の生検病理診断—鑑別診断とその注意点を中心に. 胃と腸 44: 875–888, 2009.

上消化系统：滤泡性淋巴瘤

田中 健大[1]　　　神崎 洋光[2]

[1] 冈山大学大学院医齿菜学综合研究科病理学
〒700-8558 冈山市北区鹿田町 2 丁目 5-1
E-mail : takehiro@md.okayama-u.ac.jp
[2] 同　消化器·肝臟内科学

关键词　滤泡性淋巴瘤　滤泡中心 B 细胞　白色颗粒状隆起

概念/定义

滤泡性淋巴瘤是由滤泡中心 B 细胞组成的恶性肿瘤，通常呈滤泡状结构。由于好发于十二指肠，十二指肠型被列为亚型之一。

肉眼特征

好发于十二指肠降部，环状皱襞增厚，肠绒毛肿胀，常表现为多发性白色颗粒状隆起性病变（**图1**）。类似的病变往往不仅存在于十二指肠，也存在于空肠和回肠。与十二指肠相比，食管和胃发病较少见。

病理组织学特征

构成滤泡性淋巴瘤的滤泡中心 B 细胞是中小型淋巴细胞，具有"成角""细长""扭曲"或"有裂沟"和"核仁不明显"等核表现，它被定义为具有透明而狭小的细胞质的细胞。在黏膜内或黏膜下组织中形成由滤泡中心 B 细胞构成的肿瘤性滤泡，并且由于肿瘤细胞浸润黏膜固有层内，肉眼可见白色颗粒状隆起和绒毛肿胀（**图2a**）。与 MALT（mucosa-associated

lymphoid tissue）淋巴瘤和套细胞淋巴瘤（mantle cell lymphoma，MCL）相比，滤泡性淋巴瘤中发现的结节结构呈现出轮廓整齐的结节。

免疫组化特征/基因异常

肿瘤细胞 CD20、CD10、BCL6、BCL2 呈阳性（**图2b ~ d**），Ki-67 指数低，但分布于黏膜固有层的肿瘤细胞 CD10 可能呈阴性。在淋巴结滤泡性淋巴瘤中，CD21 阳性滤泡树突状细胞广泛分布于滤泡内，而在十二指肠型中，它们仅存在于滤泡的边缘。另外，IgA 通常呈阳性。

基因异常包括 t（14;18）（q32;q21）（IGH/BCL2）易位。与淋巴结滤泡性淋巴瘤相比，染色体易位以外的基因异常发生率较低。另外，基因表达分析结果显示与 MALT 淋巴瘤存在相似的表达模式。

病理诊断要点

滤泡性淋巴瘤通过病变分布、特征性内镜表现、组织学表现以及免疫组织化学结果相对容易诊断，但鉴别反应性淋巴滤泡与其他淋巴

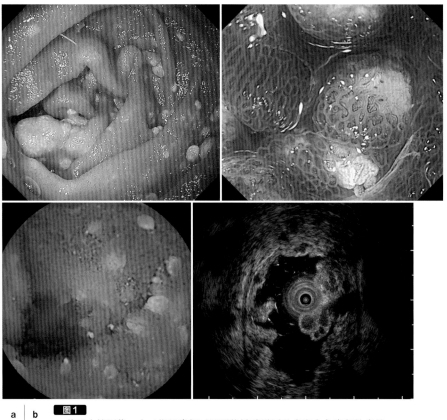

a	b
c	d

图1

a 普通内镜图像。十二指肠降部可见环状皱襞增厚及多发白色隆起性病灶。

b 窄带成像（narrow band imaging，NBI）放大图像。肿胀的绒毛中存在白色病变。

c 胶囊内镜图像。在空肠中也发现了多个白色隆起性病变。

d 超声内镜图像。病灶主要位于黏膜内，呈多结节状。

瘤也很重要。在反应性淋巴结中，滤泡呈极性，滤泡中可见有丝分裂像和细胞凋亡。在非肿瘤性滤泡中 CD10 呈阳性，BCL2 呈阴性。在与其他淋巴瘤的鉴别诊断中，如与套细胞淋巴瘤、MALT 淋巴瘤和弥漫性大 B 细胞淋巴瘤（diffuse large B-cell lymphoma，DLBCL）的鉴别是一个难题。

套细胞淋巴瘤有时表现为多发性淋巴瘤样息肉病（multiple lymphomatous polyposis，MLP）的形态，组织学上也是由中小型肿瘤细胞组成的结节性病变，是一种形态相似的疾病，但由于预后和治疗方法完全不同，故有必要明确鉴别。套细胞淋巴瘤的 CD5 呈阳性（需要注意的是，与非肿瘤性 T 细胞相比，染色性较差），

cyclinD1 阳性。在滤泡性淋巴瘤中 CD10 呈阳性和 BCL6 为阴性，而 BCL2 为阳性。

在 MALT 淋巴瘤中，HE 染色标本没有像滤泡性淋巴瘤那样可以看到整齐滤泡的形成，通常被认为是模糊的结节。识别浆细胞的分化、lymphoepithelial lesion 的形成、follicular colonization 等作为 MALT 淋巴瘤特征性的组织学图像对鉴别很重要。在免疫染色中，IRTA-1 是 MALT 淋巴瘤特异性较高的标志物，但重要的是确认 CD5、CD10、cyclinD1 等为阴性。

在 DLBCL 中，肿瘤细胞很大，通常没有结节状结构，因此鉴别相对容易。十二指肠滤泡性淋巴瘤临床病程通常比较缓慢，但也有转化为 DLBCL 的病例。内镜发现病变增大，可通过

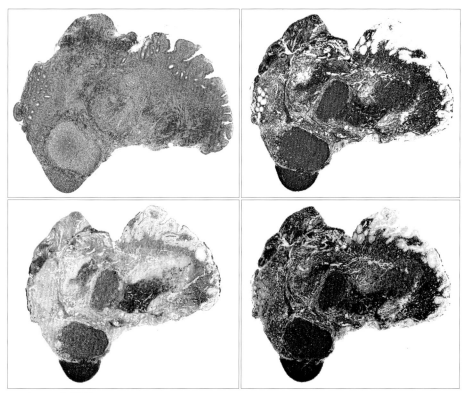

a	b
c	d

图2

a HE染色图像（低倍放大）。从黏膜内到黏膜下可以看到肿瘤性滤泡的形成，黏膜固有层内也可以看到肿瘤细胞的密集浸润。

b 肿瘤细胞CD20呈阳性。

c 肿瘤细胞CD10呈阳性。

d 反应性滤泡中BCL2呈阴性，而肿瘤性滤泡中BCL2呈阳性。

组织活检做出明确诊断。在许多病例中，肿瘤细胞表达类似于滤泡性淋巴瘤的标志物，也有少数病例 CD10 阴性化。

参考文献

[1]The WHO Classification of Tumors Editorial Board（eds）. WHO Classification of Tumors, Digestive System Tumors, 5th ed. IARC press, Lyon, 2019.

上消化系统：
弥漫性大 B 细胞淋巴瘤和其他淋巴瘤

田中 健大[1]　　　神崎 洋光[2]

[1] 冈山大学大学院医齿薬学総合研究科病理学
〒700-8558 冈山市北区鹿田町 2 丁目 5-1
E-mail : takehiro@md.okayama-u.ac.jp
2）同　消化器・肝臓内科学

关键词　　DLBCL　套细胞淋巴瘤（MCL）

概念/定义

弥漫性大 B 细胞淋巴瘤（diffuse large B-cell lymphoma，DLBCL）是一种由中到大型 B 细胞弥漫性增殖所构成的肿瘤。肿瘤细胞大小定义为大于正常组织细胞的细胞核或大于正常淋巴细胞大小的 2 倍以上。

套细胞淋巴瘤（mantle cell lymphoma，MCL）是一种由中至小型的均一淋巴细胞组成的肿瘤，cyclinD1 在 t（11;14）时过表达。

肉眼特征

DLBCL 可发生在消化道的任何部位，但在上消化道好发于胃。有时也会出现十二指肠病例，但食管发病的情况很少见。通常可观察到在顶端有溃疡的肿瘤性病变，但与病变的大小相比，形成皱襞变形较少的软肿瘤是其特征（**图1**）。它也可能表现为表浅型病变或多发性息肉。

内镜图像显示各种 MCL 形态，如肿块型、溃疡型、皱襞肿胀和多发性淋巴瘤样息肉病（multiple lymphomatous polyposis，MLP）等。

病理组织学特征

结外 DLBCL 与结内 DLBCL 一样较大，可以观察到非典型淋巴细胞的实性生长和许多核分裂像。肿瘤细胞具有水巢样细胞核的被称为中心母细胞也有核中央有以大核仁的免疫细胞为主体的肿瘤细胞（**图2a、b**）。

MCL 由核凹陷的中等大小细胞单一增殖形成，常呈模糊的结节状病变。

免疫染色化学特征/基因异常

DLBCL 对 CD19、CD20、CD79a 和 PAX5 中的一种或多种 B 细胞标志物呈阳性（**图2c**）。Ki-67 指数通常为 40% 或更高（**图2d**）。DLBCL 根据基因表达谱分为生发中心 B 细胞（germinal center B-cell，GCB）型和活化 B 细胞（activated B-cell，ABC）型，免疫染色前者为 BCL6 阳性，IRF1（MUM1）阴性，后者为 IRF4（MUM1）阳性和 FOXP1 阳性。MYC 和 BCL2 的双表达是淋巴瘤的一个不良预后因素。

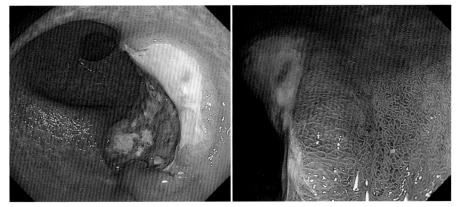

a	b

图1 胃DLBCL的内镜图像

a 在胃窦后壁发现50 mm大小的非肿瘤性上皮和连续的环堤样溃疡性病变。与溃疡的大小相比，管腔形态得以保留，并且病变感觉柔软。溃疡内部坏死，覆盖有白苔。

b 窄带成像（narrow band imaging，NBI）放大观察显示肿瘤性上皮被拉伸，但未观察到上皮性变化。

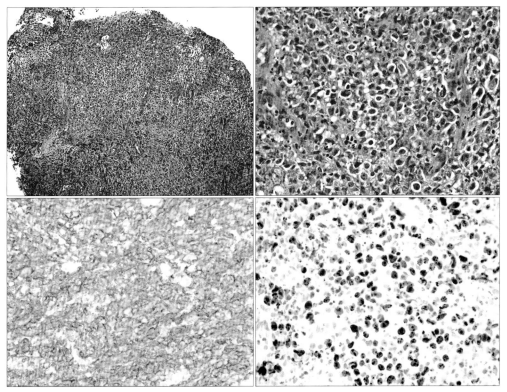

a	b
c	d

图2 胃DLBCL的病理组织学图像

a HE染色的低倍放大图像。弥漫性非典型淋巴瘤细胞增殖，原有的胃黏膜结构被完全破坏。在图像的下部，肿瘤细胞受到损伤，表明肿瘤细胞非常柔软。

b HE染色的高倍放大图像。异型和多形性肿瘤细胞增殖，部分细胞具有明显的核仁。肿瘤细胞大小定义为大于正常组织细胞的细胞核或大于正常淋巴细胞大小的2倍。

c 肿瘤细胞CD20呈阳性。

d 很明显，肿瘤细胞对Ki-67呈强阳性并具有高增殖潜力。

MCL 中的 t（11;14）在 95% 以上的病例中得到证实，并且免疫染色为 cyclinD1 阳性。B 细胞标志物阳性、CD5 阳性、CD10 阴性、BCL6 阴性、CD23 阴性。

病理诊断（活检诊断）要点

DLBCL 的诊断要结合内镜检查和病理组织学的检查而进行，但需要鉴别的淋巴瘤有 Burkitt 淋巴瘤（Burkitt's lymphoma，BL）、浆母细胞性淋巴瘤（plasmablastic lymphoma，PBL）、MALT（mucosa-associated lymphoid tissue）淋巴瘤。BL 是由均匀的中型细胞构成的高度恶性的 B 细胞肿瘤，具有极高的细胞增殖能力，通常是具有免疫球蛋白基因位点和 MYC 易位的肿瘤。其特点是"星空"图像，在密集的肿瘤细胞增殖中，吞噬凋亡细胞的组织细胞呈星状，生发中心标志物 CD10、BCL6 阳性、BCL2 阴性、Ki-67 的阳性率几乎为 100%。EBER（EBV-encoded RNA）通常为阴性。PBL 是由浆母细胞（分化为浆细胞的大细胞）组成的。由于 CD20、CD79a 等 B 细胞标志物表达降低或阴性，如果怀疑形态向浆细胞分化时，则需要通过 CD138、MUM1 等进行确认。60% ~ 70% 的病例为 EBER 阳性与 MALT 淋巴瘤的鉴别非常重要，在 MALT 淋巴瘤的背景下，大型细胞充实性增殖时，诊断为 DLBCL 而不是高级别 MALT 淋巴瘤是很重要的。在活检标本中，即使镜下显示为 MALT 淋巴瘤，但肉眼怀疑为 DLBCL 时，也要注意。

参考文献

[1]The WHO Classification of Tumors Editorial Board（eds）. WHO Classification of Tumors of Digestive System Tumors, 5th ed. IARC press, Lyon, 2019.

上消化系统：GIST

伴 慎一[1]　　　　松岛 惇　　　　佐藤 泰树
佐藤 阳子　　　　藤井 晶子　　　　小野 祐子

[1] 獨協医科大学埼玉医療センター病理診断科
〒 343-8555 越谷市南越谷 2 丁目 1-50
E-mail : shinba@dokkyo-med.ac.jp

关键词　上消化道　GIST　黏膜下肿瘤　风险分类　免疫组化

概念/定义

消化道间质瘤（gastrointestinal stromal tumor，GIST）的原型是在消化道固有肌层中不断生长的间叶性肿瘤，表现出 Cajal 介导的细胞样分化，存在于固有肌层之间，作为胃肠蠕动的起搏细胞，其特征是 KIT 蛋白（CD117）表达和 *KIT* 基因突变。此外，*PDGFRA* 基因突变和其他遗传异常的病例也逐渐被发现。

GIST 的发病年龄范围很广，从儿童到老年人，但多见于中老年人。性别之间的发病率没有显著差异。至少一半的病例发生在胃，其余大部分发生在包含十二指肠在内的小肠中。大肠和食管则很少发生。在胃中，胃体、贲门和胃底部高发。大多数散在性发生，但也有非常罕见的综合征或家族性疾病。GIST 虽然在良恶性方面表现出多种生物学状态，转移形式也有特点，主要表现为腹膜播散和肝转移。除特殊情况外，淋巴结转移很少见。小肠 GIST 比胃 GIST 更容易发生转移。

肉眼特征

GIST 发生与固有肌层相关，被认为是大小不一的结节性肿块，大小从几毫米到最大直径超过 20 cm。10 mm 以下的病灶多是通过检查切除的胃偶然发现的，称为"micro-GIST"。小的 GIST 位于固有肌层内，但随着大小的增加，固有肌层向黏膜或浆膜侧推挤，进而向黏膜下层腔内生长或向浆膜腔外发育，有时两者兼而有之（**图 1a**）。当黏膜因黏膜下层一侧腔内生长而隆起时，呈现典型的黏膜下肿瘤（submucosal tumour，SMT）的形态，常在隆起的顶部伴有小型糜烂和溃疡。向浆膜侧的增生形成腔外肿块，腔外生长极为显著的例子是肿块的大部分存在于消化管壁外，与固有肌层的连续只能通过附着在浆膜表面的细长索状蒂才能看到。大多数胃 GIST 呈腔内生长，小肠 GIST 多呈腔外生长。

GIST 切面为肉眼可见白色或粉白色的实性肿块，肿块内部呈模糊的分叶状，常伴有出血（**图 1b**）。虽未观察到纤维包膜形成，但肿块边缘平滑且界限清楚。然而，无论肿瘤大小，在与固有肌层连续的一部分中，经常观察到肿瘤组织和固有肌层的平滑肌组织浸润混合（这被认为反映了该肿瘤起源于固有肌层）。在某些情况下，类似后面描述的 SDH 功能缺陷型

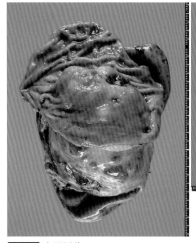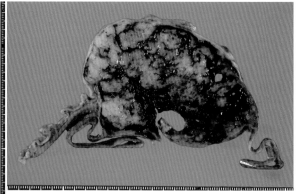

图1 肉眼图像

a 在黏膜面形成伴有小溃疡的SMT样隆起的同时，浆膜侧也突出一个8 cm大的胃GIST。

b 切面呈粉白色和模糊的分叶状，伴有出血和部分囊肿。

GIST，肿瘤边缘会出现多个结节。肿瘤内部形成囊肿的病例不少，在各种大小的肿瘤和表现出任何生长形式的肿瘤中都能发现。有些肿瘤仅有一小部分是囊性的，而另一些则以囊肿为主。如果在肿瘤切面发现淡黄色肿瘤性凝固性坏死区，则基本考虑为恶性 GIST。

病理组织学特征

病理组织学上，GIST 大致可分为成束交错生长的梭形肿瘤细胞（梭形细胞型，**图 2a**），或具有圆形核的铺路石样生长的多边形上皮样肿瘤细胞（上皮样细胞型，**图 2b**）两种类型，在一些肿瘤中两者可以混在一起。在某些情况下，它看起来像肉瘤，但肿瘤细胞异型性的程度一般不高。实际的病理组织学图像在细胞密度、核异型性、肿瘤细胞排列方式等方面是多种多样的，但有明显的细胞核栅栏状排列（palisading）和细胞核周围有明显空泡，这些病理组织学图像有一定程度的共性化。尽管70% ~ 80% 的胃 GIST 为梭形细胞型，其余为上皮样细胞型或两种类型的混合型，但大多数小肠 GIST 呈梭形细胞型肿瘤。

在肿瘤组织中可观察到不同程度的水肿、出血、血管扩张等表现，但这些变化在有囊肿的肿瘤中经常观察到，推测囊肿形成的机制是

与循环障碍相关的退行性变化。肿瘤组织的凝固性坏死被认为是一种恶性表现，但必须注意将其与循环障碍相关的退行性和坏死表现区分开来。可伴有炎症细胞浸润，囊肿内部呈脓肿状。还存在具有明显玻璃样纤维化的肿瘤，有时伴有钙化，在相对较小的胃 GIST 中很常见。小肠 GIST 常伴有特征性的球形或棒状嗜酸性玻璃样纤维组织，称为类丝团状纤维（skeinoid fiber）。在上皮样细胞类型中，有明显的黏液瘤样间质的情况。GIST 通常看起来像一个界限清晰的肿块，但在肿瘤边缘部有时能确认组织学上的脂肪组织浸润图像和静脉侵袭图像，据报道，静脉浸润病例引起肝转移的概率很高。

如上所述，许多 GIST 从病理组织学角度看似乎没有高度的异型性，但另一方面，这种肿瘤会表现出类似恶性肿瘤的复发或转移情况，很难从病理组织学图像来单纯区分为良性或恶性。因此，已将风险分类作为估计 GIST 切除后复发 / 转移频率的标准。目前提出的主要风险分类有 Fletcher（NIH 共识）分类、Miettinen 分类和修正的 Fletcher（Joensuu）分类。两者的相同之处在于，它们都是基于肿瘤的最大直径（以 2 cm、5 cm、10 cm 进行区分）和每50 个高倍视野（high power field；HPF）视野的核分裂像数（以 5 个 /50HPF 为分隔）。

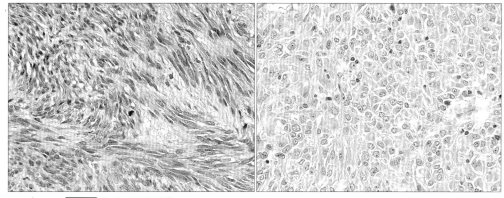

图2 病理组织学图像
a 梭形细胞型。在中央附近观察到核分裂图像。
b 上皮样细胞型。

任何分类都可以通过测量每个因素来评估。Miettinen 分类除以上因素外，还考虑到 GIST 的原发部位不同，其预后也不同（与胃 GIST 相比，胃以外的 GIST 的预后较差），因此按照原发部位进行了风险分类。修正的 Fletcher 分类增加了原发部位（胃及胃以外）以及导致复发因素的肿瘤破裂进行分类。根据这些因素，可分为极低风险、低风险、中风险和高风险。与胃 GIST 相比，包括十二指肠在内的小肠 GIST 的高危肿瘤更多。

免疫组化特征/基因异常

最基本的 GIST 免疫组化标志物是 KIT（CD117），在 90% 以上的病例中呈阳性。DOG1 也是一种敏感性和特异性几乎相同的标志物，但据说大约一半的 KIT 阴性 GIST 病例 DOG1 呈阳性，这样的病例对诊断是有用的。70% ~ 80% 的 GIST 为 CD34 阳性。α-平滑肌肌动蛋白、h-caldesmon、结蛋白等平滑肌标志物和 S-100 蛋白等神经系统标志物也有可能出现不同程度的阳性。

GIST 中公认的基因突变大多是 KIT 基因或 PDGFRA（platelet-derived growth factor receptor-α）基因的功能获得性突变，从而使受体蛋白 KIT/PDGFRA 在没有配体结合的情况下一直处于激活状态。在 75% ~ 80% 的 GIST 中发现了 *KIT* 基因突变，在 5% ~ 10% 中发现了 *PDGFRA* 基因突变。最常见的基因突变位点是 KITexon 11 突变，约占 70%。KITexon 9 的突变约占 10%，其中大部分发生在小肠中。大多数 *PDGFRA* 基因突变在 KITexon 18 中被发现。大多数具有 PDGFRA 突变的 GIST 发生在胃中，并表现为上皮样细胞型肿瘤。研究报告显示，*KIT* 或 *PDGFRA* 基因具有生殖细胞水平变异的多发性家族性 GIST 极为罕见。

在 5% ~ 10% 的 GIST（即所谓的野生型"wild-type" GIST）中未发现 *KIT/PDGFRA* 基因突变。其中大部分观察到琥珀酸脱氢酶（succinatedehydrogenase，SDH）亚基基因的突变和其启动子区域的甲基化等变化，被认为是 SDH 功能缺陷型 GIST（SDH-deficient GIST），通过免疫组化确认 SDH 亚基的表达缺失。与 cannay-triad、Carney-Stratakis 综合征相关的 GIST，发病于 30 岁之前，具有野生型 *KIT/PDGFRA* 基因，也就是所谓的年轻 GIST，基本上也是 SDH 功能缺陷型的 GIST。此外，罕见的小肠多发 GIST 病例，包括与 1 型神经纤维瘤病（neurofibromatosis type 1，NF1）相关的十二指肠和 *BRAF* 基因突变病例（主要小肠 GIST）已有报道。这里需要注意的是，即使没有观察到 *KIT* 基因突变，大多数情况下免疫组化上 KIT 也会呈阳性，两者之间没有直接关联。然而，在 *PDGFRA* 基因突变的病例中，存在 KIT 阳性图像较弱或免疫组化阴性的情况。

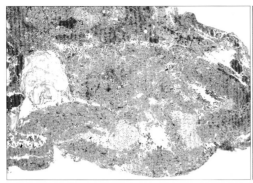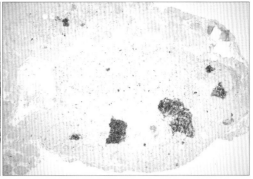

图3 来自胃GIST的EUS-FNAB样本的病理组织学图像
a 在出血/纤维蛋白块中散布着由梭形细胞增殖构成的组织碎片。
b 组织片呈KIT（CD117）阳性，提示GIST。

病理诊断（活检诊断）要点

免疫组化检查对于 GIST 的病理诊断是必不可少的，在 GIST 切除标本的病理诊断中，表现出上述肉眼图像和病理组织学图像的肿瘤为 KIT 或 DOG1 免疫组化阳性。在很多情况下，可以通过图像进行确认。KIT、DOG1 阴性而 CD34 足够阳性的情况下，如果形态上没有矛盾，也可以认为是 GIST，但根据组织学图像考虑的需要鉴别的肿瘤，应考虑添加结蛋白、S-100 蛋白和其他免疫组化标志物进行鉴别诊断。用于风险评估的核分裂像数的计数要避开出血、变性区和坏死区，选择适当的视野进行。

内镜下的手术钳活检、钻探活检（GIST 作为 SMT，使用这些方法很难获取肿瘤组织）、超声波内镜下穿刺吸引活检法（endoscopic ultrasound-guided fine needle aspiration biopsy，EUS-FNAB）所采集的样本，由于肿瘤组织被看作是小碎片组织，因此很难从病理组织学形态上诊断 GIST（**图 3a**）。当然，它可以与平滑肌瘤 / 平滑肌瘤、神经鞘瘤、硬纤维瘤、孤立性纤维瘤、炎性肌纤维母细胞瘤等由梭形肿瘤细胞组成的间叶性肿瘤相区分。需要区分黏膜肌层与平滑肌组织、肉芽组织等非肿瘤组织，在上皮样细胞型 GIST 与低分化上皮肿瘤和恶性黑色素瘤/淋巴瘤组织的情况下也是可以的。

除了 GIST 的基本标志物 KIT、DOG1、CD34 之外，还需要选择合适的多个免疫组化标志物，组合检索（**图 3b**）。需要注意的是，胸腺癌、恶性黑色素瘤、精原细胞瘤、Ewing 肿瘤 /PNET、腺样囊性癌等 GIST 以外的肿瘤也有 KIT 呈阳性的情况。另外，在活检组织中，很多情况下没有足够的肿瘤量来选择 50 个高倍视野（因为 GIST 组织中的有丝分裂像分布不均匀，例如不能将 10 个视野的核分裂乘以 5，进行相当于 50 个视野的核分裂的评估），因此仅从活检组织很难做出充分的风险分类评估。

除了免疫组化标志物均为阴性，且被怀疑为 GIST 的部分肿瘤外，多数情况下 GIST 病理诊断本身不需要基因检测。另外，GIST 的基因突变的类型和预后，与伊马替尼的效果之间的关联也有报告，从这一点来看，有时需要进行基因检测。

参考文献
[1]Dei Tos AP, Hornick JL, Miettinen M. Gastrointestinal stromal tumour. In The WHO Classification of Tumours Editorial Board（eds）. WHO Classification of Tumours, Digestive System Tumours, 5th ed. IARC press, Lyon, pp 439-443, 2019.
[2]伴慎一，今田浩生，飯田俊，他．粘膜下腫瘍．胃と腸 52: 53-62. 2017.
[3]日本癌治療学会GISTガイドライン委員会．GIST診療ガイドライン，第3版．2014 http://www.jsco-cpg.jp/item/03/index.html（2020年2月閲覧）．

上消化系统：类癌／内分泌细胞癌

海崎 泰治[1]　　　　　　　　　　　　　[1] 福井県立病院病理诊断科
〒910-8526 福井市四ツ井 2 丁目 -8-1
E-mail：y-kaizaki-4a@pref.fukui.lg.jp

关键词　NET（neuroendocrine tumor）　类癌　NEC（neuroendocrine carcinoma）
内分泌细胞癌

概念/定义

消化管的内分泌细胞肿瘤（WHO 分类中的神经内分泌肿瘤）原发于消化道，肿瘤性内分泌细胞排列成实性、索状、菊形团样结构、腺泡状等特征结构，形成富含毛细血管的细腻间质的实体瘤块而生长的癌的总称。

内分泌细胞肿瘤可在消化道的任何器官中发病，大致分为预后较好的神经内分泌肿瘤（neuroendocrine tumor，NET）和预后不良的神经内分泌细胞癌（neuroendocrine carcinoma，NEC）两大类。两者不仅恶性程度不同，而且起源也完全不同，鉴别不仅在病理上很重要，在临床上也很重要。在 WHO 分类中，NET 和 NEC 有过被混淆为同一类肿瘤的时期，但在 2019 年 WHO 消化系统肿瘤分类中，已经正式确认 NET 和 NEC 在分子生物学、临床、流行病学、病理组织学和预后方面是不同的肿瘤，分类如**表 1** 和**表 2** 所示。在日本的癌症处理规约中，很早就分类为类癌（在食管的为"神经

表1　消化道神经内分泌肿瘤WHO分类

诊断名称	分化程度	异型性	分裂像数 (/2 mm^2)	Ki-67指数
NET, G1	高分化	低	<2	<3%
NET, G2		中间	2 ~ 20	3% ~ 20%
NET, G3		高	>20	>20%
NEC, small cell type（SCNEC）	低分化	高	>20	>20%
NEC, large cell type（LCNEC）			>20	>20%
MiNEN	高分化或低分化	各种各样	各种各样	各种各样

NET：神经内分泌肿瘤；NEC：神经内分泌癌；MiNEN：混合性神经内分泌非神经内分泌肿瘤。
［Klimstra DS, et al. Classification of neuroendocrine neoplasms of the digestive system. In the WHO Classification of Tumours Editorial Board（eds）. WHO Classification of Tumours, Digestive System Tumours, 5th ed. IARC press, Lyon, pp 16–22, 2019年］

表2 消化道神经内分泌肿瘤WHO分类（神经内分泌和非神经内分泌混合肿瘤）

诊断名称	神经内分泌成分	非神经内分泌成分
NEN	＞70%	＜30%
MiNEN	30%～70%	30%～70%
非神经内分泌肿瘤 （例：腺癌，鳞状细胞癌）	＜30%	＞70%

NEN：神经内分泌肿瘤；MiNEN：混合性神经内分泌非神经内分泌肿瘤。
［Klimstra DS, et al. Classification of neuroendocrine neoplasms of the digestive system. In the WHO Classification of Tumours Editorial Board（eds）. WHO Classification of Tumours, Digestive System Tumours, 5th ed. IARC press, Lyon, pp 16–22, 2019年］

内分泌肿瘤"）和内分泌细胞癌（在食管的为"神经内分泌细胞癌"）。对于内分泌和非内分泌成分混合的肿瘤，在内分泌细胞癌中很常见，WHO分类中，根据两种成分的比例区分诊断名称。在癌症处理规约中，即使存在少量内分泌成分，也会导致预后不良，因此没有设置亚型。

类癌起源于各个脏器中存在的内分泌细胞，脏器不同，所形成的内分泌细胞也不同。尤其是在胃中，大部分来源于ECL细胞（肠嗜铬样细胞），具有分泌组胺的嗜铬性颗粒，高胃泌素血症和肿瘤发生之间有着密切关系，并且具有特征背景，因此被分为3型。Ⅰ型是A型胃炎，Ⅱ型是多发性内分泌肿瘤1型（multiple endocrine neoplasm Type 1，MEN1）和Zollinger-Ellison综合征（Zollinger-Ellison Syndrome，ZES），Ⅰ型和Ⅱ型都是由高胃泌素血症引起的。Ⅲ型与Ⅰ型、Ⅱ型不同，没有高胃泌素血症，恶性程度相对较高。近年来，由于胃壁细胞功能不全导致高胃泌素血症的Ⅳ型也有报道。

在十二指肠中，观察到主要发生在球部的G细胞（产生胃泌素）肿瘤和从降部至空肠的D细胞（产生生长抑素）肿瘤。在食管中，没有发现正常黏膜中存在内分泌细胞，发生类癌的情况极为罕见。

内分泌细胞癌通常是内分泌成分与正常腺癌和鳞状细胞癌的混合物，在胃和十二指肠是由腺癌为起源的，在食管主要是由鳞状细胞癌为起源的（去分化）。可以认为几乎没有来自类癌的移行。

肉眼特征

类癌肿瘤的肉眼形态，在肿瘤较小的情况下被指出为稍微平坦的隆起性病变，增大后呈半球状，形成黏膜下肿瘤（submucosal tumor，SMT）样的隆起。色调多呈白色至浅黄色或与周围同色，有时顶部会有微红变化和凹陷。当它进一步生长时，黏膜会经常性缺损，将肿瘤暴露出来。缺损部和非肿瘤性黏膜之间的边界光滑，无蚕食迹象（**图1a**）。肿瘤直径超过2 cm的情况极为罕见。

在胃类癌中，以高胃泌素血症为背景的Ⅰ～Ⅳ型有强烈的多发肿瘤倾向，主要发生在原本是胃底腺区域的胃体部到胃底部的大弯，并以前后壁为中心。背景黏膜显示Ⅰ型以胃体萎缩为中心的逆萎缩性胃炎，Ⅱ型和Ⅳ型显示胃底腺黏膜无萎缩，表现为肥厚、增生。

内分泌细胞癌在早期癌时很少被发现，其特征是凹陷性或溃疡性病变，呈红色，伴有血管扩张，并具有SMT样升高。它通常被发现时为进展期癌，由于它早期为高分化型腺癌，因此其宏观图像表现为普通型腺癌，并且随着内分泌细胞癌成分的增加，呈现SMT样成分的隆起型和Ⅱ型形态（**图2a**）。凹陷处容易发生坏死和出血。

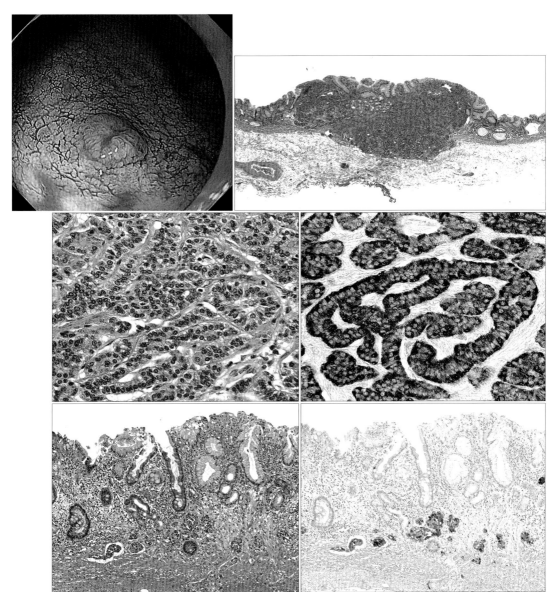

<table>
<tr><td>a</td><td colspan="2">b</td></tr>
</table>

a	b
c	d
e	f

图1 胃类癌（Ⅰ型）

a 内镜图像。在胃体中部大弯处观察到表面微红色的有正常黏膜覆盖的SMT样隆起。

b 内镜下黏膜下层剥离（endoscopic submucosal dissection，ESD）标本低倍病理图像。肿瘤从深层黏膜向黏膜下层生长，形成界限清楚的实性肿块。

c HE染色。观察到具有较小且相对完整的细胞核的肿瘤细胞呈索状、带状及假腺管状生长。

d 嗜铬粒蛋白A染色阳性。

e ECM散布在背景黏膜的深层。

f ECM嗜铬粒蛋白A染色呈阳性。

病理组织学特征

1. 类癌

它在病理组织学上具有特征性结构，并表现为索状、带状、巢状及实性生长。偶尔会观察到菊形团样结构和黏液产生。肿瘤细胞由小的圆形到多边形的均一细胞组成，细胞边界不清。细胞核呈均一的圆形或椭圆形，核仁不明

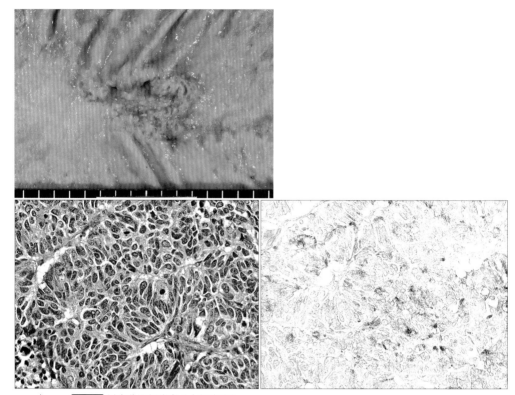

<table>
<tr><td>a</td><td rowspan="2"></td></tr>
<tr><td>b</td><td>c</td></tr>
</table>

图2 胃内分泌细胞癌（大细胞型）
a 手术标本肉眼图像。在胃体下部小弯边缘处发现具有SMT样隆起的凹陷性病变。
b HE染色。（大细胞型）肿瘤细胞形成片状胞巢并增殖成具有精细血管结缔组织间质的髓质。肿瘤细胞大，细胞质丰富，呈弱嗜酸性，细胞核大，核分裂像多。
c 嗜铬粒蛋白A染色阳性。

显，染色质粗糙而均匀地分布在细胞核内，被描述为"芝麻样"或"椒盐样"。核分裂像极为罕见。细胞质为弱嗜酸性，呈细颗粒状，常具有较低的 N/C 比（**图1c**）。

消化系统肿瘤起源于黏膜深层，容易在黏膜下层浸润和生长。肿瘤表现为髓样增生，间质相对缺乏，肿瘤细胞巢间可伴有肌纤维增生，其内常包含丰富的毛细血管（**图1b**）。

胃内伴有高胃泌素血症的类癌（Ⅰ～Ⅳ型）常在背景黏膜深层有多发的内分泌细胞微巢（endocrine cell micronest，ECM），超过 0.1 cm 或浸润黏膜肌层者称为微类癌（**图1e、f**）。

2. 内分泌细胞癌

在内分泌细胞癌中，高异型性的内分泌肿瘤细胞形成实性结节状或片状细胞巢，呈髓样增生，并伴有纤细血管结缔组织间质。肿瘤细胞核分裂像多，常伴有坏死灶和假菊形团样结构（**图2b**、**图3**）。此外，肿瘤的一部分，尤其是黏膜边缘处，常伴有管状腺癌成分（食管中为鳞状细胞癌成分）。

根据构成肿瘤的细胞大小，分为小细胞型和大细胞型。小细胞型由裸核样细胞组成，N/C比高，细胞质缺乏，细胞核呈圆形或短梭形，含有大量的染色质，核仁通常不明显（**图3**）。大细胞型肿瘤细胞大，细胞质丰富，呈弱嗜酸性，细胞核大，核内具有透明且粗细不等的染色质，核仁明显（**图2b**）。大细胞型和小细胞型有时会混在一起，生物学行为也不会改变，因此将其定位于参考意见。

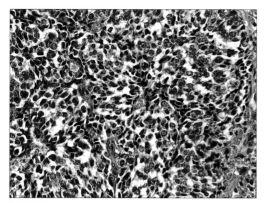

图3 胃内分泌细胞癌（小细胞型）。形成肿瘤细胞的片状细胞巢。肿瘤细胞由裸核样细胞组成，N/C比较高，细胞质缺乏

免疫组化特征/基因异常

内分泌标志物的免疫组化染色对于类癌和内分泌细胞癌的诊断至关重要。常用的标志物有嗜铬粒蛋白A和突触素染色，前者特异性高但敏感性低，后者特异性稍低但敏感性高（**图1d、图2c**）。此外，还可使用CD56（N-CAM）等。

Ki-67（MIB1）免疫染色可用于确定恶性肿瘤程度。WHO分类中，计数热点区500个以上细胞阳性率以3%和20%分界，分为G1～G3。

内分泌细胞肿瘤可分为功能性和非功能性，功能性肿瘤产生的各种激素在免疫组化上也呈阳性。然而，在消化道中许多肿瘤是无功能的，即使有功能，在不发生肝转移的情况下也很少发生类癌综合征，因此基本不会去检测产生的激素。

关于基因异常方面，研究指出类癌肿瘤常伴有 *MEN1* 基因异常，而在内分泌细胞癌中，存在小细胞肺癌也能出现的 p53 和 p16-Rb 通路异常。

病理诊断（活检诊断）要点

消化道内分泌细胞肿瘤在预后方面是处于两极的，治疗方案也多与普通型癌症不同，因此需要积极通过活检阶段的免疫组化进行诊断。类癌和小细胞型内分泌细胞癌（小细胞癌）通常可以从特征性的病理组织学图像进行诊断，但大细胞型内分泌细胞癌可能难以用 HE 染色的标本诊断，细胞呈实性或巢状生长，肿瘤由相对均匀的细胞组成，最好加内分泌标志物染色。

具有高 Ki-67 指数（NET·G3）的类癌可能需要与内分泌细胞癌（NEC）进行病理学鉴别。这时鉴别诊断的依据是肿瘤细胞的异型性。类癌肿瘤由小型或中型的低异型性细胞组成，没有或很少有核分裂像，未见肿瘤坏死。而内分泌细胞癌是由大细胞型、富含细胞质的大细胞组成的。在小细胞型中，裸核样小细胞呈片状增殖。在这两种情况下，血管侵犯都很明显，经常观察到肿瘤坏死。如果注意以上几点，就比较容易鉴别了。另外，Ki-67 指数在鉴别上也很有用，NET·G3 中不到 55%，NEC 大部分在 55% 以上。

在诊断胃类癌时，根据其类型的不同，治疗方案也不同，因此需要确认背景黏膜。胃类癌中最常见的是 A 型胃炎引起的 I 型，需要确认背景黏膜有无萎缩性胃炎、壁细胞消失以及 ECM 等。

参考文献
[1]Klimstra DS, Klöppel G, La Rosa S, et al. Classification of neuroendocrine neoplasms of the digestive system. *In the* WHO Classification of Tumours Editorial Board（eds）. WHO Classification of Tumours, Digestive System Tumours, 5th ed. IARC press, Lyon, pp 16-22, 2019.
[2]海崎泰治，小上瑛也，原季衣，他．消化管内分泌细胞腫瘍の病理学的特徴．胃と腸 52: 390-401, 2017.

编辑后记

小田 丈二　東京都がん検診センター消化器科

本书是由松本编辑委员长、病理学方面的海崎老师和二村老师，以及临床实践方面的小田4人共同策划的，经过编辑委员会的讨论，形成了这样的结构。

消化系统疾病的诊断，可通过将临床图像与切除标本和病理组织学结果进行详细比较得出。一如既往，今后形态学诊断仍然是不可或缺的诊断科学，为此，从事诊断的各位有必要在平时充分思考什么是必要的。

临床医生有必要积极去进行前瞻性诊断，通过内镜活检可以使诊断更加可靠，但有时也会遇到诊断困难的病例。诊断的思考过程往往受经验的左右，越是年轻的临床医生越困难。其原因包括难以做出阳性临床诊断、难以选择合适的活检部位以及活检结果与预期不同等情况。近年来，使用内镜尤其是放大内镜进行诊断已成为主流，但在考虑消化系统病变时，年轻的内镜医生不要过于执着于放大内镜的表面结构。正确使用诊断所需的方式很重要（在放大观察有用的情况下使用放大镜），但也必须注意不要形成"只见树木不见森林"的思维方式。

在二村的主题论文中，从具体的方法论、思维方式、病理医生需要的临床信息、活检需要注意的要点、临床医生与病理医生的关系等方面详细阐述了病理医生对临床医生的要求。希望对以后的日常医疗有所帮助。

主题图集由专门的病理医生撰写，重点介绍食管、胃和十二指肠上消化系统肿瘤的病理组织学内容。

从日常诊疗中经常遇到的肿瘤性病变到需要鉴别的疾病，再到希望临床医生了解的疾病，对其概念、肿瘤的发生、肉眼特征、病理组织学特征、活检诊断要点等进行了详细的介绍。我认为能够了解对临床医生有用的病理的想法，是本书独有的优势。衷心地希望各位能牢记病理医生们的热情。

而且，临床医生不应该只满足于明确诊断。通过了解病变的形态学是如何形成的，为什么会是这样的形态学，以及病理组织学的结构，我们可以验证组织学类型、范围、浸润深度等，有必要对错误进行反省，通过反复修正，努力提高诊断的准确性。临床图像与切除标本或病理组织之间的对比是一种回顾性诊断。因此，有必要创建在回顾查看图像时可以全面检查的图像和标本。如果平时不养成珍惜每一个病例的习惯，而是认为只有珍贵的病例才能这样做，那么在关键时刻不可能顺利。

对于临床医生和病理医生来说，在良好的信任关系基础上进行讨论也非常重要，以便将更准确的诊断与治疗联系起来。相互信赖的关系也提高了彼此的诊断水平。

最后，期望本书能成为临床医生在日常临床实践中诊断上消化系统肿瘤性病变时的一本真正的"教科书"。